Berta Bobath

# Abnorme Haltungsreflexe bei Gehirnschäden

Deutsche Übersetzung
von Hans-Henning Matthiaß, Margret Feldkamp
und Artur Boroske

4., überarbeitete Auflage
35 Abbildungen

1986
Georg Thieme Verlag Stuttgart · New York

Titel der Originalausgabe: *B. Bobath* FCSP, Abnormal Postural Reflex Activity Caused by Brain Lesions
Published in association with The Chartered Society of Physiotherapy by *William Heinemann* Medical Books Limited, London 1965
© by Berta Bobath 1965, 1985

Autorin:
*Berta Bobath* FCSP, Leiterin des Western Cerebral Palsy Centre London, 20, Wellington Road
Übersetzer:
Prof. Dr. *Hans-Henning Matthiaß*, Münster/Westfalen
Prof. Dr. *Margret Feldkamp,* Münster/Westfalen
Dr. *Artur Boroske,* Bad Salzuflen


CIP-Kurztitelaufnahme der Deutschen Bibliothek

Bobath, Berta:
Abnorme Haltungsreflexe bei Gehirnschäden /
Berta Bobath. Dt. Übers. von Hans-Henning Matthiaß . . . –
4., überarb. Aufl. – Stuttgart ; New York : Thieme, 1986.
  Einheitssacht.: Abnormal postural reflex
  activity caused by brain lesions (dt.)

**Wichtiger Hinweis:** Medizin als Wissenschaft ist ständig im Fluß. Forschung und klinische Erfahrung erweitern unsere Kenntnisse, insbesondere was Behandlung und medikamentöse Therapie anbelangt. Soweit in diesem Werk eine Dosierung oder eine Applikation erwähnt wird, darf der Leser zwar darauf vertrauen, daß Autoren, Herausgeber und Verlag größte Mühe darauf verwendet haben, daß diese Angabe genau dem **Wissensstand bei Fertigstellung des Werkes** entspricht. Dennoch ist jeder Benutzer aufgefordert, die Beipackzettel der verwendeten Präparate zu prüfen, um in eigener Verantwortung festzustellen, ob die dort gegebene Empfehlung für Dosierungen oder die Beachtung von Kontraindikationen gegenüber der Angabe in diesem Buch abweicht. Das gilt besonders bei selten verwendeten oder neu auf den Markt gebrachten Präparaten und bei denjenigen, die vom Bundesgesundheitsamt (BGA) in ihrer Anwendbarkeit eingeschränkt worden sind.

1. Auflage 1968
2. Auflage 1971
3. Auflage 1976

© 1968, 1986 Georg Thieme Verlag, Rüdigerstraße 14, D-7000 Stuttgart 30
Printed in Germany
Satz: Gulde-Druck GmbH, Tübingen (gesetzt auf Linotype System 3)
Druck: Druckhaus Dörr, Inh. Adam Götz, Ludwigsburg

ISBN 3-13-435104-8                    1  2  3  4  5  6

# Vorwort der Verfasserin

Die erste Ausgabe dieser Schrift erschien 1965 als eine These, die den Einfluß abnormer Haltungsreflexe auf das Bewegungsvermögen bei Patienten mit zentralen motorischen Läsionen beschrieb. Meist handelte es sich um Kinder mit Zerebralparese. Damals wurde die Spastik noch als ein lokales Phänomen angesehen, welches einzelne Muskeln befiel und sich im Rahmen übersteigerter Dehnungsreflexe zeigte. Diese Betrachtungsweise führte zur lokalen Behandlung spastischer Muskeln, z.B. physiotherapeutisch-orthopädische Maßnahmen, wie solche der Kräftigung schwacher Antagonisten, oder chirurgische Maßnahmen, oder Schienungen. Die Auswirkung enthemmter tonischer Reflexaktivitäten auf den Schweregrad und die Verteilung der Spastik in der Skelettmuskulatur war unbekannt, desgleichen die Tatsache, daß Spastik sich in hypertonischen Mustern äußert, die nicht Einzelmuskeln befällt, sondern sich in ausgebreiteten Haltungs- und Bewegungsschablonen in den betroffenen Körperregionen äußert.

Um diese Betrachtungsweise zu unterbauen, wurde im ersten Teil des Buches eine Beschreibung verschiedener tonischer Reflexe gebracht, wie sie MAGNUS (1924, 1926), WALSHE (1923, 1946) und andere publiziert haben. Der Einfluß der enthemmten tonischen Reflexmuster auf das Bewegungsverhalten bei Kindern mit Zerebralparese wurde beobachtet und beschrieben. Die enge Interaktion dieser Reflexe wurde aufgezeigt, ebenso wie die Schwierigkeit, die Auswirkung jedes einzelnen dieser Reflexe am Patienten zu interpretieren.

Im zweiten Teil dieser Schrift kommen statokinetische Reaktionen zur Beschreibung, basierend auf den Veröffentlichungen von SCHALTENBRAND (1925, 1926, 1927), WEISZ (1938) und RADEMAKER (1935). Dabei handelt es sich, anders als bei den tonischen Reflexen, um normale Haltungsreaktionen, die Teil der kindlichen Bewegungsentwicklung sind. Es sind höher integrierte Reaktionen, wie die Stell- und Gleichgewichtsreaktionen; die letzteren werden auch als Balance-Reaktionen bezeichnet. Sie bestimmen die normale Haltungs- und Bewegungskontrolle gegen die Schwerkraft und schützen gegen den Fall. Es wurde gezeigt, daß sie bei Kindern mit Zerebralparese infolge des Übergewichts enthemmter tonischer Reflexschablonen nicht zustande kommen. Schon 1965 war uns klar, daß das abnorme Bewegungsverhalten bei zerebralparetischen Kindern nicht einfach durch Beschreibungen von wenigen tonischen Reflexen erklärt werden konnte. Dies hatte folgende Gründe:

1. Tonische Reflexschablonen summieren sich algebraisch, das heißt, sie verstärken und schwächen sich gegenseitig. Dies führt zu der Unmöglichkeit, ein bestimmtes Haltungsmuster dem einen oder anderen tonischen Reflex zuzuordnen.

2. Im individuellen Fall sehen wir besonders bei leichteren Formen kompensatorische und sekundäre abnorme Haltungs- und Bewegungsschablonen, die nicht durch einen bestimmten Reflex erklärt werden können.

3. Das Ausmaß der Stimulation, z.B. Eile in der Handhabung, Umwelteinwirkungen, emotionale Erregungen, beeinflussen das Vorhandensein oder Nichtvorhandensein tonischer Reflexe in jedem Testfall. Nur bei schwersten Fällen von Spastik treten sie einigermaßen regelmäßig auf, während sie sich in leichteren Fällen und bei sehr jungen Kindern nur unter Streß zeigen.

4. Bei älteren Patienten mit schon eingetreten Kontrakturen zeigen sich die tonischen Reflexmuster verändert und in ihrem Einfluß vermindert.

Seit jener Zeit haben wir gelernt, daß es ein Fehler war, die neurophysiologischen Beobachtungen aus Tierexperimenten auf Menschen zu übertragen, die ein viel höher entwickeltes Zentralnervensystem besitzen. Man muß sich bewußt sein, daß viele Faktoren über die wenigen tonischen Reflexe hinaus die hypertonen Muster beeinflussen, wie Stimulation, Anstrengung und Kompensation.

Trotz alledem möchten wir glauben, daß die Beschreibung des Zusammenspiels dieser grundlegenden Reflexschablonen das abnorme Bewegungsverhalten der zerebralparetischen Kinder mit einiger Deutlichkeit erklärt.

Als die erste Ausgabe erschien, hielten wir die Prüfung auf tonische Reflexmotorik für wichtig in der Untersuchung des Kindes, als Hilfe für die Diagnostik und die Behandlungsansätze. Heute noch benutzen einige Fachleute die Untersuchungen bestimmter Reflexe auf der Basis unserer Veröffentlichungen: KOENG (1962), MATTHIASS (1966), FLEHMIG (1970), FIORENTINO (1973), CAPUTE und Mitarb. (1978), VOIJTA (1981), KNUPFER u. RATHKE (1982).

Wir haben diese Form des Testens seit Jahren verlassen, weil sie sich in der Untersuchung und Behandlungsplanung als nicht sehr hilfreich erwies. Es führte sogar zur „Behandlung von Reflexen". Stattdessen suchen wir jetzt nach den Reaktionen auf hypertonische Muster und ihre Einwirkungen auf die normalen Fähigkeiten.

In Übereinstimmung mit den bis 1965 und 1971 verfügbaren Publikationen benutzten wir den Ausdruck „Reflexe" wenig kritisch. Inzwischen haben wir SHERINGTONS Ansicht akzeptiert, daß ein Reflex eine stereotype Antwort ist, die immer in der gleichen unveränderten Weise erfolgt, wenn ein adäquater Stimulus auf das Rezeptorfeld eines bestimmten Reflexes ausgeübt wird.

Wegen der großen Variabilität der oben erwähnten Haltungsschablonen scheint die Bezeichnung „Haltungsreflexe" bei der Beschreibung des Bewegungsverhaltens von Kindern und Erwachsenen jetzt in zunehmenden Maße fragwürdig. Sogar die tonischen Muster bei spastischen Patienten sind so unterschiedlich und die höher organisierten Stell- und Gleichgewichtsreaktionen noch variabler, so daß man besser von „Haltungsreaktionen" sprechen sollte.

In den Veröffentlichungen von MAGNUS, SCHALTENBRAND u. a., die diesem Buch zugrunde liegen, erscheint der Ausdruck „Reflex" meistens wechselweise mit „Reaktion". In dieser neuen Ausgabe ist bei Wiedergaben originaler Texte jüngerer Autoren eine größere Vielzahl von Ausdrücken für den gleichen Typ von Antwort zu lesen, so wie: Reflexe, Primitivreflexe, Reaktionen und Antworten. Bestimmte Autoren benutzen nicht nur verschiedene Ausdrücke, sondern derselbe Autor wechselt manchmal zwischen denselben in dem gleichen Artikel. Der freizügige Gebrauch verursachte in der dritten Ausgabe einige Schwierigkeiten beim Zitieren anderer Fachleute. Zum Beispiel wurde auf Seite 48 ein Absatz angefügt, der besagte: „In diesem und den nachfolgenden Kapiteln wird das Wort ‚Reflex' in Übereinstimmung mit MAGNUS, SCHALTENBRAND und anderen Autoren gebraucht, auf deren Arbeiten dieser Artikel fußt. Der Ausdruck ‚Reaktion' wäre jedoch besser angebracht, um die erörterten Auswirkungen zu besprechen."

Viele Fachleute untersuchen heute asymmetrische und symmetrische tonische Halsreflexe und tonische Labyrinthreflexe bei Risikokindern unter dem Alter von vier Monaten. Was jedoch der Untersucher gelegentlich bei solchen Kindern als vorübergehendes Haltungsmuster sieht, ist nichts anderes als der Schatten eines Einflusses von primitiven phylogenetischen Mustern, bevor die höheren Zentren reifen und diese frühen Muster modifizieren. HIRT hat versucht zu beweisen, daß sogar bei gesunden Erwachsenen tonische Reflexe, wie der asymmetrische tonische Halsreflex, vorhanden sind. Auch dabei gilt: die Tatsache, daß der Strecktonus in des Patienten Gesichtsarm und der Beugetonus im Hinterkopfarm bei willkürlicher Anstrengung zunimmt, wie demonstriert im EMG, bedeutet nicht, daß dies Reflexe wären; vielmehr handelt es sich wie beim gesunden Säugling um vorübergehende Schatten von Mustern niedriger Integration, wenn der Tonus unter Streß ansteigt. Solche Tonuszunahme beim gesunden Säugling oder Erwachsenen stört die normale Bewegungsvielfalt in keinem Fall, anders wenn sie aufgrund enthemmter und zwanghafter Reflexaktivität auftritt.

In den Jahren zwischen der ersten und jetzigen Ausgabe dieser Schrift ist viel Forschungsarbeit im Studium der Bewegungsentwicklung gesunder Kinder geleistet worden, neue Untersuchungsmöglichkeiten früher Reaktionen und ihre Veränderungen beim reifenden Kind wurden beschrieben. Einige davon wurden in die zweite Auflage aufgenommen; eine vollständige Liste früher Reaktionen und ihre allmähliche Modifikation wurde in dieser Neuauflage hinzugefügt als ein Instrument, frühe Zeichen von Retardierung oder Pathologie zu entdecken.

London, im Frühjar 1986                                    *Berta Bobath*

# Vorwort zur vierten Auflage der deutschen Ausgabe

Die Monographie von *Berta Bobath* gehört seit ihrem ersten Erscheinen 1965 inzwischen längst zur klassischen Grundlagenliteratur für die krankengymnastische Behandlung der infantilen Zerebralparese.

Die Bedeutung der Arbeit liegt vor allem in der subtilen Darstellung der Gesetzmäßigkeiten motorischer Phänomene und ihrer Bedeutung für die krankengymnastische Praxis. Die *Bobath*-Methode hat heute weiteste Verbreitung auch in Deutschland gefunden. Wir sehen in der *Bobath*-Methode eine auf neurophysiologischer Grundlage aufbauende Behandlungskonzeption. Sie beruht auf der Fazilitation der physiologischen Stellreaktionen, Gleichgewichtsreaktionen, koordinierten Haltungs- und Bewegungsreaktionen bei gleichzeitigem Versuch der Normalisierung des Haltungstonus und der Hemmung pathologischer Reflexmuster. Die *Bobath*-Therapie enthält ein Instrumentarium methodischer Elemente, das Arzt und Krankengymnast die Entwicklung des richtigen Behandlungskonzeptes für die spezielle Situation des zu behandelnden Kindes erlaubt. Die Analyse des Bewegungsverhaltens steht am Anfang jeder Therapie der Zerebralparese. Hierzu gibt das Werk von *Berta Bobath* eine auch heute noch immer aktuelle Anleitung.

Die deutschsprachige 4. Auflage hat einige wesentliche Ergänzungen entsprechend der englischen Ausgabe von 1985 erfahren.

Münster, im Frühjahr 1986                    *Die Übersetzer*

# Inhaltsverzeichnis

# Einführung

Diese Arbeit ist das Ergebnis einer Analyse des motorischen Verhaltens von Patienten mit verschiedenen Schädigungen des Zentralnervensystems. Die überwiegende Anzahl der Fälle bestand aus Kindern mit zerebralen Lähmungen, wie z.B. angeborener spastischer Diplegie, Hemiplegie oder Paraplegie, von denen einige eine gemischte Symptomatik aus Spastizität und Athetose, Athetose und Ataxie oder Spastizität und Ataxie zeigen. Bei einer kleineren Anzahl der Fälle handelte es sich um Erwachsene mit den Folgen einer infantilen Zerebralparese oder mit Restzuständen nach Embolien, apoplektischen Insulten und Schädeltraumen. Nur ein kleiner Teil litt an einer multiplen Sklerose oder Friedreichschen Ataxie. (Die entsprechenden pathologischen Veränderungen sollten in geeigneten Lehrbüchern der Erkrankungen des Nervensystems nachgelesen werden.)

In früheren Veröffentlichungen wurde eine Behandlung für Kinder und Erwachsene mit Schäden des ZNS dargestellt. Der Ansatz der Behandlung wurde neurophysiologisch gesehen. Besonders hervorzuheben war, daß die Ursache für die motorische Behinderung der Patienten weitgehend der Tatsache zuzuschreiben ist, daß abnorme und vielgestaltige Reflexbilder in Haltung und Bewegung der hemmenden Kontrolle entgleiten, die normalerweise von höheren Zentren des zentralen Nervensystems ausgeübt wird.

Das Zentralnervensystem wirkt als ein koordinierendes Organ, das die Vielzahl der einkommenden sensorischen Reize mit geordneten Bewegungen beantwortet, die den Erfordernissen der Umwelt entsprechen. Die Muskeln arbeiten in koordinierten Aktionseinheiten (Pattern, Bewegungsmustern), wobei eine Gruppe sich verkürzt, eine andere hält und die dritte sich entspannt. In einer kritischen Übersicht der experimentellen Arbeit über diese Frage sagt WALSHE (1964), HUGHLINGS JACKSON zitierend: „Die Hirnrinde weiß nichts von Muskeln, sie weiß nur von Bewegungen."

In der Ausführung unserer alltäglichen Bewegungen sind wir uns weder der Tätigkeit des einzelnen Muskels bewußt, der diese Bewegungen vollführt, noch können wir jeden Teil einer Bewegung in jedem Punkt ihres Ablaufs verfolgen oder willkürlich lenken. KINNIER WILSON (1925) sagt darüber:

„Willkürliche Bewegungen sind nicht *sui generis* im Sinne einer besonderen Klassifizierung zu sehen; sie sind gleichbedeutend mit den „am wenigsten automatischen" Bewegungen, und alle Abstufungen von

„höchst-automatisch" bis „am wenigsten automatisch" können vorkommen."
Ein großer Teil unserer willkürlichen Bewegungen läuft automatisch ab
und liegt außerhalb des Bewußtseins. Dies gilt besonders für die Haltungsanpassungen der verschiedenen Körperteile während der Bewegung. Für die Kontrolle von Haltung und Gleichgewicht bedient sich das
Zentralnervensystem tiefer gelegener Integrationszentren mit ihren phylogenetisch und ontogenetisch älteren Koordinationsmustern. Diese
Zentren liegen im Hirnstamm, im Zerebellum, dem Mittelhirn und den
Basalganglien.
Wenn der dämpfende Einfluß höherer Zentren, besonders des Kortex,
entfällt, kommt es zur Enthemmung motorischer Reaktionen, die in
diesen niederen Zentren integriert werden. Das führt zu abnorm gesteigerter Haltungsreflexaktivität. Zum Verständnis der Bewegungsstörungen bei Patienten mit Läsionen des Zentralnervensystems muß man sich
vergegenwärtigen, daß ein Schaden im Zentralnervensystem zu abnormer Koordination der Muskelaktion führt und nicht zu einer Lähmung.
Die enthemmten Haltungsmuster sind typisch und kehren immer wieder,
wobei sie alle Muskelgruppen des befallenen Körperteils oder des Ge-
samtkörpers einbeziehen. Sie sind weitgehend für das typische Haltungs-
und Bewegungsbild des Patienten verantwortlich.
Abnorme Haltungsreflexe jedoch werden nur bei Patienten mit einer
Schädigung des ZNS gesehen, wo ihre Enthemmung zu übersteigerter
Manifestation führt. Aber auch dann ist es schwierig, die verschiedenen
Haltungsreflexe isoliert darzustellen, da das Bild gewöhnlich durch die
Überlagerung einer Vielzahl von Reflexen und durch willkürliche Bewe-
gungsversuche des Patienten kompliziert wird.
SHERRINGTON, MAGNUS, DE KLEJN und andere Autoren untersuchten
diese Reflexe durch tierexperimentell gesetzte Verletzungen des Zentralnervensystems.
Die motorischen Abläufe, die sich aus der Aktivität verschiedener normaler, in subkortikalen Niveaus integrierter Haltungsreaktionen herleiten,
sind Grundbeweglichkeit genannt worden (SCHALTENBRAND 1927). Diese Abläufe kann man beim Gesunden beobachten und ihre stufenweise
Entwicklung bei Säuglingen und kleinen Kindern verfolgen. Sie werden
durch die Aktivität höherer Zentren modifiziert und angepaßt zu komplexeren und differenzierteren motorischen Fertigkeiten.

# Haltungsreflexe und Muskeltonus

Die Regulierung des Muskeltonus im menschlichen Körper zur Aufrechterhaltung der Körperstellung und zur Ausführung von Bewegungen gehört zur Tätigkeit des Selbststeuerungssystems (propriozeptives System). Haltungsreflexe spielen eine überragende Rolle in der Anpassung von Stärke und Verteilung des Muskeltonus. Die meisten dieser Reflexe werden durch Stimulation der sensorischen Endorgane in den Muskeln und Gelenken sowie durch die Labyrinthe ausgelöst (die Otolithen und Bogengänge). Eine Ausnahme hiervon bilden jene Reflexe, die durch die Berührung der Körperoberfläche ausgelöst werden, sowie die optischen Stellreflexe. Sie werden später beschrieben. Der Muskeltonus ist von einem intakten Eigenreflexbogen abhängig, dessen Ursprung im Muskel selbst liegt. Die propriozeptiven Organe werden durch Körperbewegungen stimuliert (FULTON 1951).
BERNSTEIN (1967) sagt:

„Die jetzt bekannten physiologischen Daten haben das Verständnis des Tonus erheblich erweitert. Früher beinhaltete es nur die Vorstellung vom Elastizitätszustand der Muskelfasern. Ohne weitere genaue Definierung wurde die Bezeichnung ‚Tonus' im Vokabular der Physiologen allmählich für eine große Zahl von Fakten gebraucht, angefangen von der Enthirnungsstarre bis zum Tonus von MAGNUS und DE KLEJN (1924) als generalisiertem Vorbereitungszustand der motorischen Peripherie (insbesondere der Hals- und Körpermuskulatur) für die Ausführung von Haltungen oder Bewegungen."

Das ältere statische Konzept vom Tonus als physiologische Elastizität erschwerte und verzögerte das Verständnis dieser Phänomene. Es scheint, daß es jetzt genügend Tatbestand gibt, um eine Bestimmung, wenigstens vorläufig, festzulegen und folgendes über den Tonus zu sagen:
a) Tonus ist als ständige physiologische Adaption und Organisation der Peripherie nicht ein bestimmter Elastizitätszustand, sondern ein Bereitschaftszustand.
b) Tonus ist nicht nur ein Zustand der Muskeln, sondern des gesamten neuromuskulären Apparates einschließlich der spinalen Synapse und der gemeinsamen Endstrecke.
c) So gesehen, gehört der Tonus zur Koordination wie ein Zustand zu einer Handlung gehört oder wie eine Voraussetzung zu einer Wirkung gehört.
Als Arbeitshypothesen erlauben uns diese Annahmen viele Erklärungen. Uns überrascht die Tatsache (was vorher nicht auffiel, aber durch diese

Hypothesen offensichtlich wurde), daß kein einziger Fall einer pathologischen Koordination ohne gleichzeitig bestehenden abartigen Tonus bekannt ist; und daß nicht ein zentralnervöser Apparat bekannt ist, der zu einer dieser Funktionen in Beziehung stände und nicht auch gleich zu den anderen . . ." (BERNSTEIN 1967).

Tierexperimente haben gezeigt, daß die Durchtrennung von Nervenbahnen in verschiedener Höhe einen unterschiedlichen Zustand des Muskeltonus hervorruft. SHERRINGTON fand, daß die präpontine Durchtrennung des Hirnstammes zu übertriebenen Körperhaltungen führt, die durch Dauerspastizität der Skelettmuskulatur, und zwar vorwiegend der Strecker, charakterisiert sind. Er nannte dieses Phänomen die „Dezerebrierungsstarre" und betrachtete es als ein „Enthemmungsphänomen", als Folge der Unterbrechung von Nervenbahnen höher gelegener Schichten (FULTON 1951). Die Durchtrennung erfolgte hierbei unterhalb des roten Kernes. Durchtrennungen noch tiefer gelegener Schichten, so des 1. und 2. Zervikalsegmentes, ließen die Starre erlöschen; die Muskeln wurden schlaff.

Daraus erkennt man, daß aufgrund der Aktivität eines auf der Stufe des Hirnstammes integrierten Reflexmechanismus anhaltende, nicht ermüdbare Muskelkontraktionen auftreten. MAGNUS nannte diese Reflexe „tonische" oder „Steh"-Reflexe. Ihre funktionelle Bedeutung liegt in der Aufrechterhaltung der Stellung des Körpers gegen die Schwerkraft (bei Läsionen auf spinaler Integrationsebene fehlen sie). Der Patient mit spinaler Läsion, wie der Paraplegiker, kann nicht stehen, weil ihm der anhaltende Muskeltonus fehlt, der zum Stehen erforderlich ist. Er zeigt lediglich phasische Reflexe wie den Fluchtreflex, den Extensionsstoß, den gekreuzten Streckreflex und den Schreitreflex.

Ein der Dezerebrierungsstarre vergleichbarer Zustand wurde von WALSHE (1923) bei Patienten mit spastischer Hemiplegie und von RIDDOCH u. BUZZARD (1921) bei Patienten mit Tetra- und Hemiplegie beobachtet. WALSHE sagt dazu:

„Die Neurologen lernen von SHERRINGTON, den Muskeltonus als die Basis der Körperhaltung und die Enthirnungsstarre als eine Form des Reflexstehens zu betrachten. Aus früheren Analysen der Spastizität, wie sie sich in der Hemiplegie und in der ausgedehnten Form der Paraplegie darstellt, ergeben sich berechtigte Gründe, diese als physiologisch identisch mit der experimentell hervorgerufenen Dezerebrierungsstarre anzusehen."

Die Spastizität bei Patienten ist Ausdruck der Enthemmung von tonischer Reflexaktivität, und, wenn die Spastizität stark genug ist, kann sie dem Zustand der Dezerebrierungsstarre ähneln. SHERRINGTON bezeichnet sie als eine Karikatur des Stehens. Patienten mit schweren Graden einer Spastizität können ihr Körpergewicht tragen, wenn sie auf die Füße gestellt werden, aber sie sind unfähig, die Balance aufrecht zu halten. Hierfür benötigen sie die Funktion höher gelegener Zentren, welche die tonischen Reflexe modifizieren und hemmen und mobile Gewichtübernahme gestatten.

MAGNUS (1926) hat die Veränderungen von Muskeltonus und Körperstellung beschrieben, die bei Tieren nach Durchtrennung der Nervenbahnen in höher gelegener Ebene auftreten, wobei jedoch der Nucleus ruber mit seinen Verbindungen unversehrt gelassen wurde. Der Zustand eines solchen Tieres war dann nicht mehr „dezerebriert", sondern er wurde normal. Die Starre fehlte, die Verteilung des Tonus war regelrecht, und das Tier zeigte Stellfunktionen, die es ihm ermöglichten, sich selbst mit Hilfe eigener aktiver Bewegungen aus allen abnormen Positionen aufzurichten und die normale Stellung auch gegenüber allen störenden Einflüssen zu behaupten.

Ein solcher Zustand von normalem Muskeltonus und normaler Aufrichtungsfähigkeit bei fehlender Kontrolle durch den Kortex ist beim Menschen nicht gegeben. Bei ihm hat die Entwicklung der Hirnrinde zu einer Dämpfung der Aktivität subkortikaler Zentren geführt. Diese haben ihre Autonomie verloren und sind in den Hintergrund der Bewegungsregelung gedrängt worden. In seinem phylogenetischen Entwicklungsprozeß ist der Mensch von der intakten Aktivität des Kortex zur Bewahrung der aufrechten Position beim Gehen und Stehen abhängig geworden. Das gleiche gilt für die komplexen Bewegungsabläufe der Arme und Hände beim Greifen und bei gezielten Bewegungen. Eine Läsion des Gehirns wird deshalb beim Menschen zu einer größeren Hilflosigkeit führen als eine vergleichbare Schädigung beim Tier. Diese Tatsache wird besonders von FULTON (1951) hervorgehoben, der das Verhalten von „thalamischen" Affen und „thalamischen" Hunden oder Katzen verglichen hat. Er findet, daß

„der Mittelhirnhund oder die Mittelhirnkatze (aufgrund des intakten Thalamus oft als thalamisches Tier bezeichnet) eine normale Verteilung des Haltungstonus beim Vierfüßlerstand zeigen und fähig sind zu laufen, wohingegen der thalamische Affe eine abnorme Stellung aufweist und vollständig gehunfähig ist."

Die Stellfunktion (Ausrichtung), die das Resultat einer Gruppe auf Mittelhirnebene integrierter Stellreflexe ist, fehlt bei Patienten mit starker Enthemmung der tonischen Reflexe, die wiederum zu schweren Graden von Spastizität führen. Patienten mit mäßiger oder leichter Spastizität, d.h. mit nahezu normalem Muskeltonus, zeigen gewöhnlich die Stellreflexe. Diese Beobachtungen beweisen, daß eine Beziehung zwischen tonischen Reflexen und Stellreflexen besteht. Wenn tonische Reflexe stark ausgeprägt sind, z.B. bei stark erhöhtem Muskeltonus, fehlen die Stellreflexe. Sie werden durch das Übergewicht der abnorm starken tonischen Reflexe unterdrückt. Andererseits können diese Stellreflexe tonische Reflexe modifizieren und hemmen. Dadurch spielen die Stellreflexe eine bedeutende Rolle in der Bewahrung eines mäßigen Muskeltonus, der an Stärke ausreicht, um der Schwerkraft entgegenzuwirken und eine stabile Ausgangsbasis für Bewegungen zu schaffen, aber gleichzeitig wiederum hinreichend gering ist, den Bewegungen leichtes und freies Spiel zu erlauben. (Die Stellreflexe würden besser als Stellreaktionen bezeichnet, denn sie sind variabler als ein Reflex.)

Im ersten Teil dieser Schrift sollen die tonischen oder statischen Reflexe beschrieben und ihr Einfluß auf das Bewegungsverhalten des Patienten erörtert werden. Diese tonischen Reflexe, die nicht von höheren Zentren unter Kontrolle gehalten werden, sind beim spastisch gelähmten Patienten pathologische Zeichen des ZNS. Diese Reflexe sind niemals beim Gesunden zu sehen, sondern stets Symptom eines pathologischen Geschehens im Zentralnervensystem. Der zweite Teil soll der Beschreibung höherer Haltungsreflexe dienen, wie der Stellreflexe und der Gleichgewichtsreaktionen. Sie bilden den Hintergrund für normale Bewegungsabläufe und erscheinen in entwicklungsgemäßer Folge beim heranwachsenden Kind. In der Behandlung von hypertonen Patienten reduzieren sie die Spastizität.

Die Kenntnis der einzelnen Reflexe, wie sie bei MAGNUS (1924, 1926) beschrieben sind, gibt uns die Möglichkeit, das motorische Verhalten von Patienten zu analysieren und den Einfluß eines jeden Reflexes bei der Koordination ihrer typischen Haltungen und Bewegungen zu erkennen. Obwohl isolierte Reflexe kaum jemals festgestellt werden können, da die zu beobachtenden Bewegungsmuster das Ergebnis einer Kombination von gleichzeitig ablaufenden Reflexen darstellen, kann man doch gewisse gesetzmäßig klar abgrenzbare Bewegungsmuster feststellen, die unter denselben Umständen immer wiederkehren, bedingt durch den vorherrschenden Einfluß des einen oder anderen einzelnen Haltungsreflexes. Es ist verhältnismäßig leicht, diese bei dem schwergeschädigten spastischen Patienten zu erkennen, der enthemmte tonische Reflexe eindeutig zeigt. In den weniger schweren Fällen, besonders unter Streß, sehen wir lediglich Spuren eines typischen tonischen Reflexmusters, weil diese Patienten mannigfaltigere und höhere Reflexaktivität zeigen und gleichzeitig oft in der Lage sind, willkürliche Bewegungen auszuführen. Wir werden dann diese Reflexe nicht genau differenzieren können, sondern werden nur ihren Einfluß in der wechselnden Verteilung und dem Grad des Tonus erkennen, wenn wir den Muskelwiderstand gegen passive Bewegungen prüfen.

MAGNUS unterteilte die statischen Reaktionen in lokale statische, segmentale statische und allgemein statische Reaktionen in Abhängigkeit davon, ob sie nur eine Gliedmaße, beide oberen oder unteren Extremitäten oder den gesamten Körper betreffen.

# Lokale statische Reaktionen

## Die positiven und negativen Stützreaktionen

MAGNUS (1926) hat gezeigt, daß durch eine Serie von lokalen statischen Reflexen eine Gliedmaße, die sich manchmal in allen Gelenken frei bewegte, zu einem anderen Zeitpunkt in eine starre und kräftige Säule verwandelt wurde und das Körpergewicht zu tragen imstande war.

Der auslösende Reiz für diesen Vorgang ist ein zweifacher:

1. ein muskeleigener Reiz, hervorgerufen durch Dehnung der Muskeln bei Dorsalflexion der körperfernen Gliedmaßenpartien (Finger, Hand, Zehen und Fuß),
2. ein von außen kommender Reiz, hervorgerufen durch den Kontakt der Fußballen mit dem Boden.

Die statische Antwort auf diese zwei Reize erlöscht mit deren Beseitigung, und dies geschieht, wenn die Gliedmaße des stehenden Tieres vom Boden abgehoben wird. Die gesamte Gliedmaße wird nun locker in allen Gelenken und frei beweglich.

MAGNUS nannte diesen Vorgang, durch den die bewegliche Extremität in eine starre Säule umgewandelt wurde, die „positive Stützreaktion" und den umgekehrten Prozeß die „negative Stützreaktion".

Die positive Stützreaktion ist charakterisiert durch eine gleichzeitige Kontraktion der Beuger und Strecker. Der funktionelle Einsatz der Antagonisten in diesem Ablauf unterscheidet sich vollkommen von demjenigen bei gewöhnlichen Bewegungen. Die Antagonisten erschlaffen nicht, sie kontrahieren sich und arbeiten so synchron: Das Ergebnis ist eine Fixierung der Gelenke (Kokontraktion).

Die positive Stützreaktion ist eine Modifikation des Extensorstoßes, einem von SHERRINGTON (1947) beschriebenen Spinalreflex. Dieser besteht aus einer kurzen Streckerreaktion, die durch einen plötzlichen Druck auf den Fußballen ausgelöst wird und die gesamte Streckmuskulatur der Gliedmaße bei gleichzeitiger Spannung der Antagonisten einbezieht. FULTON (1951) beschreibt ihn als „eine abgeschwächte Erscheinungsform der Magnusschen positiven Stützreaktion".

Die negative Stützreaktion ist, nach MAGNUS, charakterisiert durch eine reflektorische Erschlaffung der Strecker proximaler Gelenke. Dadurch wird die ganze Gliedmaße gelockert, besonders proximal.

## Die positive Stützreaktion und ihre Wirkung auf den Patienten

Der Einfluß der positiven Stützreaktion kann mehr oder minder klar bei allen Spastikern gesehen werden. Diese Patienten berühren beim Stehen oder Laufen den Boden immer zuerst mit dem Fußballen und lösen auf diese Weise die Reaktion aus. Durch die gleichzeitige Kontraktion der Beuger und Strecker wird wie im Tierversuch das Bein unverzüglich steif. Obgleich das Bein beim stehenden Patienten, sowohl beim Hemiplegiker als auch beim Diplegiker, starr wird, finden wir beim ersteren ein Übergewicht der Streckerspastizität mit einer relativen Hemmung der Beuger und eine etwas gestrecktere Stellung der Beine. Dagegen ist beim diplegischen Patienten der überhöhte Tonus der Beuger stärker betont und nähert sich in einigen Fällen demjenigen der Strecker. Aus diesem Grunde zeigt die Beinhaltung der Diplegiker gradmäßig verschiedene Beugestellungen im Hüft- und Kniegelenk, die in Verbindung mit dem Adduktorenspasmus für die bekannte Überkreuzung der Beine verantwortlich sind. Gewisse Merkmale jedoch sind in der stehenden Position allen Spastikern gemeinsam. Sie zeigen eine Plantarflexion und Einwärtsdrehung im Sprunggelenk, so daß die Ferse nicht zum Boden gebracht werden kann; es besteht gleichzeitig eine Krallenstellung der Zehen als Begleiterscheinung der überschießenden Extensorenaktivität. Das Körpergewicht ruht auf den Fußballen. Zusätzlich zum Körpergewicht wird ein beträchtlicher aktiver Druck gegen den Boden ausgeübt. Bei allen Typen von Spastizität besteht eine Einwärtsrotation der Hüfte; bei Diplegikern ist diese mit einem Adduktorenspasmus kombiniert, beim Hemiplegiker dagegen findet sich eine überschießende Aktivität der Abduktoren infolge der Rückwärtsdrehung der betroffenen Körperseite. Bei beiden Typen wird dem Versuch Widerstand entgegengesetzt, das Knie oder die Hüfte des Standbeines zu beugen. Gelingt dieses dennoch, so bricht der Patient zusammen: Er ist nicht in der Lage, sein Körpergewicht auf dem gebeugten Bein zu halten.

Die säulenähnliche Steifheit der Beine als Folge der positiven Stützreaktion bei Belastung hat folgende Konsequenzen:

Eine starre Extremität kann wohl das Körpergewicht tragen, kann sich aber nicht an Balancereaktionen beteiligen, die bewegliche Gelenke und laufend wechselnde, fein abgestufte Haltungsanpassungen der Muskulatur erfordern. Die Schwierigkeit in der Aufrechterhaltung und Wiedergewinnung der Balance wird durch die Tatsache vergrößert, daß lediglich der Fußballen den Untergrund berührt und damit die Unterstützungsfläche sehr klein ist. Bei Diplegikern ist die Unterstützungsfläche außerdem zusätzlich durch den Adduktorenspasmus vermindert. Alle Versuche, das Körpergleichgewicht aufrechtzuerhalten, müssen deshalb kompensatorischer Natur sein und haben von anderen Teilen des Körpers auszugehen, wie z.B. vom Rumpf, den Armen und Händen oder, im Fall des Hemiplegikers, von der nicht betroffenen Körperseite.

Weiterhin verhindert die Extensorenspastizität die Dorsalflexion des Fußes und ist für die Krallenzehenstellung verantwortlich. Aus diesem Grunde können die meisten Patienten die Ferse im Stand nicht aufsetzen. Keiner von ihnen kann sein Körpergewicht auf den Fersen tragen oder beim Schreiten zuerst die Ferse aufsetzen. Die normale Verlagerung des Körpergewichtes auf dem Standbein ist im Gehen unmöglich gemacht, weil der Patient die für die Gewichtsverlagerung erforderliche Abstufung der Dorsalflexion des Fußes nicht vollziehen kann.

Der Extensorenspasmus ist für den spastischen Patienten zum Tragen des Körpers wesentlich; ohne ihn könnte er nicht stehen oder gehen. Aber er bringt schwerwiegende Nachteile mit sich, unter anderem den, daß durch ihn die Dorsalflexion des Fußes verhindert wird. Dies ist allgemein bekannt. Die operative Verlängerung der Achillessehne wird durchgeführt, um dem Patienten den ganzen Fuß als Belastungsfläche zu geben. Es ist interessant, die Ergebnisse dieser Operation bei verschiedenen Krankheitsbildern zu vergleichen. Beim Hemiplegiker und bei denjenigen Diplegikern, die eine betonte Extensorenspastizität aufweisen, scheint sich die künstlich hervorgerufene Dorsalflexion des Fußes nicht mit der Streckeraktivität der körpernahen Teile des Beines zu überschneiden. Bei denjenigen diplegischen Patienten jedoch, die sowohl einen betonten Beuge- als auch Extensorenspasmus aufweisen, führt die Verlängerung der Achillessehne oft zu einer dauernden Verstärkung der Aktivität der Hüft- und Kniebeuger mit starker Hemmung der Streckmuskulatur und ruft eine Beugekontraktur an Knie-, Hüft- und Sprunggelenk hervor, die hier mit der Zeit in einer Hackenfußstellung endet.

Ein anderes Beispiel des schädlichen Einflusses der positiven Stützreaktion liegt in der Unfähigkeit des Patienten, die Gelenke des Beines unter der Belastung zu bewegen, d.h. also die Unfähigkeit, die stehende Position in verschiedenen Beugestellungen der Hüft-, Knie- und Fußgelenke durchzuhalten. Diese Unfähigkeit wird dann besonders augenfällig, wenn der Patient versucht, vom Stuhl aufzustehen, sich hinzusetzen oder treppab zu gehen. Beim Aufstehen vom Stuhl wird der Patient seine Füße fest gegen den Untergrund stemmen, dabei werden seine Beine aufgrund des Einflusses der positiven Stützreaktion steif, und er drückt sich selbst in den Stuhl zurück. Er kann lediglich dann zum Stand kommen, wenn er sich selbst mit den Händen hochziehen kann. Knie- und Hüftgelenke werden dabei nicht gebeugt. Beim Hinsetzen fällt er rücklings in den Stuhl, ohne mit den Beinen einzuknicken, solange diese sein Körpergewicht tragen. Oft sitzt er mit gestreckten Kniegelenken. Die normale Art, von einem Stuhl aufzustehen, besteht darin, das Körpergewicht nach vorne auf die dorsalflektierten Füße zu bringen, indem man die Hüft- und Kniegelenke beugt und gleichzeitig die Wirbelsäule streckt. Die gebeugten Beine nehmen nun das Körpergewicht auf und strecken sich anschließend. Wenn man den Spastiker auffordert, diesen Vorgang der Körpergewichtsverlagerung auf die gebeugten Beine auszuführen und ihn sich aus dem Stuhl in den Stand aufrichten läßt, wird er zusammenfallen und sich auf den Boden setzen. Beim Treppabwärtssteigen ist eine dosierte Beugung des gewichttragenden Kniegelenkes notwendig, während der andere Fuß zur nächsten Stufe absteigt. Der Patient würde deshalb auf dem Standbein bei dem Versuch, dieses nur geringfügig zu beugen, zusammenbrechen. Deswegen muß er sich am Geländer festhalten, um sein Gewicht abzufangen.

Der Hemiplegiker setzt beim Treppabsteigen sein steif gestrecktes behindertes Bein zuerst vor, wobei das Gewicht auf dem sich beugenden gesunden Bein ruht; dann wiederholt er den gleichen Vorgang, anstatt seinen Schritt zu wechseln.

## Die negative Stützreaktion und ihre Wirkung auf den Patienten

Die reflektorische Entspannung der Strecker proximaler Gelenke, die das Standbein zur Bewegung freigibt, tritt bei Spastikern praktisch nicht auf. Die positive Stützreaktion wird niemals ausreichend genug gehemmt, und die Extensorenaktivität verbleibt auch noch in dem sich bewegenden Bein, so daß dieses niemals komplett entspannt wird. Eine gewisse Reduzierung des Extensorentonus wird jedoch bemerkbar. Beide Beine verbleiben starr, nicht nur im Stehen, sondern auch beim Gehen, und der Patient ist nicht in der Lage, das Schwungbein genügend vom Boden abzuheben. Der Grund hierfür mag darin zu suchen sein, daß beim Menschen, der sich in aufrechter Haltung auf zwei Beinen fortbewegt, die Extensorenaktivität besonders der Hüfte viel stärker ausgeprägt und weniger leicht zu hemmen ist als bei Tieren, die sich auf allen Vieren fortbewegen, wobei die körpernahen Gelenke immer in einer leichten Beugestellung verbleiben.

Schon ein schwacher Einfluß der negativen Stützreaktion bereitet den Spastikern große Schwierigkeiten beim Gehen und beim Einbeinstand. Unter der Behandlung ist ein interessantes Phänomen beobachtet worden: Durch Hemmung der positiven Stützreaktion kann eine deutliche Verminderung des Extensorentonus an den körpernahen Gelenken erzielt werden unter gleichzeitiger Auslösung einer starken negativen Stützreaktion. Legt man bei einem Spastiker die Hand unter die Sohle des Standbeines, so kann man einen starken Druck des Fußballens und Einkrallung der Zehen fühlen. Dies tritt auf, ob nun die Ferse den Boden berührt oder nicht, weil nämlich, selbst wenn die Ferse den Boden berührt, das Körpergewicht niemals auf der Ferse liegt. Wenn dann die Zehen kräftig gegen den Widerstand dorsalflektiert und für wenige Sekunden in dieser Stellung gehalten werden, läßt der Druck der Zehen nach und das Körpergewicht wird mehr und mehr auf die Ferse verlagert.

Gleichzeitig werden Hüft- und Kniegelenke des Patienten langsam gebeugt, und er verspürt die unwiderstehliche Neigung sich zu setzen. Aufgefordert, stehen zu bleiben, fühlt er seine Beine ermüden und schmerzen und wird schließlich in Beugestellung zusammenbrechen.

# Segmentale statische Reaktionen

## Der gekreuzte Streckreflex

Dieser Reflex wurde von MAGNUS (1926) wie folgt beschrieben:

„Beim stehenden Tier wird das Gewicht der Hinterpartie des Körpers von beiden hinteren Gliedmaßen und das Gewicht der Vorderpartie von beiden Vorderfüßen getragen. Ein auf eine Gliedmaße gesetzter schmerzhafter Reiz ruft den gleichseitigen Beugereflex hervor, durch den der betroffene Fuß aus der Gefahrenzone des Reizzentrums entfernt wird. Die Gegenseite hat nun das gesamte Gewicht der Vorder- oder Hinterpartie des Körpers allein zu tragen. Dieses wird durch die gesteigerte Stützreaktion ermöglicht, wie oben beschrieben, aber unter Mithilfe des gekreuzten Streckreflexes, der einen gesteigerten Tonus in der Streckmuskulatur hervorruft."

Der gekreuzte Streckreflex, wie er von SHERRINGTON (1939) beschrieben wurde, ist ein spinaler Reflex, der einem schmerzhaften Reiz an einer Gliedmaße folgt und einen schützenden Beugereflex dieser Gliedmaße hervorruft. Obgleich wegen fehlender statischer Reflexe das spinale Tier nicht in der Lage ist zu stehen, finden wir dennoch schon auf spinaler Stufe eine Reflexkoordinierung wie den gekreuzten Streckreflex, der in Kombination mit der positiven Stützreaktion das Tier befähigt, auf einem Bein zu stehen und das andere anzuheben. Solcherart werden mit Hilfe des modifizierten Einflusses höherer Zentren die niederen Koordinationsmuster in gewandelter Form für Bewegungsmuster höherer Integration verwendet – in diesem Fall für das Gehen.

## Der gekreuzte Streckreflex und seine Wirkung auf den Patienten

Die reflektorische Steigerung des Streckertonus im Standbein, die beim Abheben des kontralateralen Beines von der Unterlage auftritt, kann am deutlichsten bei Hemiplegikern beobachtet werden oder beim tetraplegischen Patienten, bei dem die Verteilung der Spastizität einem doppelseitig hemiplegischen Patienten entspricht, wobei gewöhnlich die eine Seite erheblich weniger betroffen und von normalerem Tonus ist als die andere. Bei Diplegikern mit betonter Scherenstellung kann der Einfluß des gekreuzten Streckreflexes (ähnlich dem der negativen Stützreaktion) nicht so leicht erkannt werden, da diese Patienten unfähig sind, das eine oder das andere Bein auch nur ein wenig beim Laufen anzuheben. Beide Beine werden meistens zum Tragen des Gewichtes benutzt, und die betonte Extensorenspastizität beider Beine kann nicht in ausreichendem

Maß gemindert werden, um eine Beugung des Schwungbeines zu gewähr-
leisten. Wenn bei solchen Patienten ein Bein passiv gebeugt und so der
Streckertonus überwunden wird, wird sich bei vollständig fehlendem
gekreuztem Streckreflex das Standbein ebenfalls beugen. Diese Patienten
heben ihre Beine beim Laufen nicht vom Boden ab. Das „Schwungbein"
verbleibt in Hüfte und Knie halbgebeugt, weist aber zu gleicher Zeit einen
ständigen übersteigerten Extensorentonus auf. Im Standbein tritt eine
mäßige Verstärkung des Extensorentonus während jenes kurzen Mo-
ments auf, in dem das Gegenbein abgehoben und nach vorne bewegt
wird. Der Patient hebt sich nun auf die Zehenspitzen und streckt seine
Hüften etwas, indem er seinen Oberkörper nach hinten wirft, um das
Schwungbein mit einem Minimum an Beugung im Hüft- und Kniegelenk
nach vorne zu bringen. Diese geringfügige Streckung dürfte wohl dem
gekreuzten Streckreflex zuzuschreiben sein.

Seinen Einfluß auf den hemiplegischen Patienten kann man klar während
gewisser Behandlungsstadien beobachten. Der Patient kann dazu gebracht werden, mit dem gesamten Körpergewicht auf dem kranken Bein
zu stehen. Dabei weisen die Muskeln dieses Beines einen nahezu normalen Tonus auf und zeigen z. B. keine übersteigerte Extensorenaktivität.
Das Kniegelenk ist dann frei beweglich und kann sowohl aktiv als auch
passiv trotz Gewichtsbelastung gebeugt werden. Der Fuß ist gut dorsalflektiert, die Ferse fest auf die Unterlage aufgesetzt, und das Körpergewicht ruht auf dem Mittelfuß. Dieser Zustand dauert so lange, wie der
gesunde Fuß die Unterlage berührt. Beim ersten Versuch jedoch, durch
Kniebeugung den gesunden Fuß von der Unterlage abzuheben, schießt als
Folge des gekreuzten Streckreflexes ein kräftiger Extensorenspasmus in
das kranke Bein ein. Der Patient verliert sofort seine Balance, weil er sich
mit dem Fußballen gegen die Unterstützungsfläche abdrückt (positive
Stützreaktion, den Extensorenspasmus verstärkend). Die Zehen gehen in
Krallenstellung, das Knie wird überstreckt. Der Patient schützt sich vor
dem Zurückfallen nur durch Beugung des Rumpfes in den Hüften und
Vorwärtsbringen des gesunden Beines sowie der ganzen gesunden Körperseite in einem Schritt. Dabei läßt er das betroffene Bein sowie Hüfte
und Schulter hinten. Dieser reflektorisch ablaufende Vorgang ist sehr
heftig, hartnäckig und auf dem Behandlungswege schwierig zu beeinflussen. Die Stärke der Reaktion ist zum Teil der Steigerung des gekreuzten
Streckreflexes durch die positive Stützreaktion zuzuschreiben. Dies erklärt die wohlbekannte Überstreckung des Kniegelenkes des Hemiplegikers beim Gehen und seine Tendenz, im Gang die betroffene Seite etwas
nachzuziehen.

# Allgemeine statische Reaktionen

Allgemeine statische Reaktionen können sehr leicht am dezerebrierten Tier demonstriert werden. Sie umfassen mehr als nur einen Abschnitt des Körpers oder den ganzen Körper selbst.

Allgemeine statische Reaktionen können ausgelöst werden, entweder indem die Kopfstellung im Verhältnis zum Körper verändert wird oder durch Änderung der Position des Kopfes und des Körpers als Ganzes im Raum. Als gemeinsame Folge der Labyrinthreflexe und der Eigenreflexe der Nackenmuskulatur treten Veränderungen der Tonusverteilung in der gesamten Körpermuskulatur auf. Die eindrucksvollsten Reaktionen zeigen die Strecker der Gliedmaßen und die Nackenmuskulatur. Da es möglich ist, dem Körper verschiedene angepaßte Stellungen lediglich durch Veränderungen der Kopfposition aufzuzwingen, nannte MAGNUS (1926) diese Reflexe „Stellungsreflexe".

Sie können in zwei Gruppen unterteilt werden:

1. *Tonische Nackenreflexe;* sie entstehen durch die Positionsänderung des Kopfes in Relation zum Körper, wodurch die Dehnungsrezeptoren des Nackens stimuliert werden.
2. *Tonische Labyrinthreflexe;* hervorgerufen durch eine Lageänderung des Kopfes im Raum, wodurch das Labyrinth angesprochen wird.

Die durch diese Reflexe hervorgerufenen Änderungen in Stärke und Verteilung des Muskeltonus sind dauerhaft und halten so lange an, wie die Position des Kopfes unverändert bleibt.

## Tonische Nackenreflexe

### Asymmetrisch-tonische Nackenreflexe

Sie werden durch Kopfdrehung ausgelöst und rufen eine Streckung derjenigen Gliedmaßen hervor, denen der Kopf zugedreht wird (gesichtsseitige Glieder), und Verminderung des Streckertonus mit Zunahme der Beugung an jenen Gliedmaßen, denen das Hinterhaupt zugedreht ist (Hinterhauptsglieder) (Abb. 1a, b).

### Asymmetrisch-tonische Nackenreflexe und ihre Wirkung auf den Patienten

Bei vielen unserer spastischen Patienten finden wir einen Tonuswechsel in der ganzen Körpermuskulatur bei Rotation des Kopfes zu einer Seite.

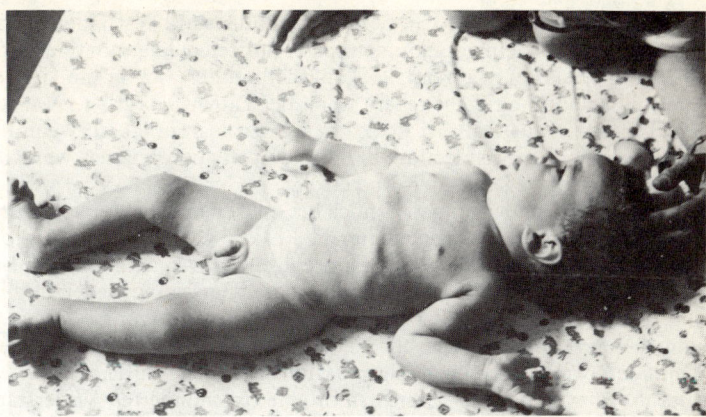

Abb. 1a

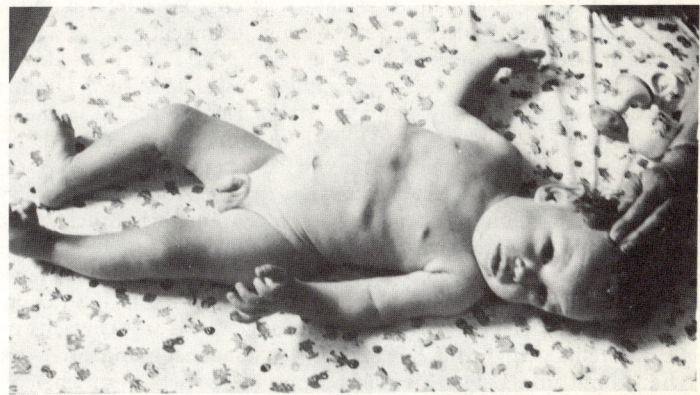

Abb. 1b

Diese Veränderung folgt den gleichen Gesetzen, die MAGNUS am dezere-
brierten Tier aufgestellt hat. Der Streckertonus nimmt in den gesichtssei-
tigen Gliedern zu, und er vermindert sich in den hinterkopfseitigen
Gliedern mit relativer Zunahme des Beugertonus. Gewöhnlich zeigen die
Arme diese Reaktion deutlicher und klarer als die Beine. In manchen
Fällen ist die Reaktion lediglich auf die Arme beschränkt.
Die Stärke der Reaktion schwankt im Einzelfall. Beim Schwerbetroffenen
können wir bei der Kopfdrehung eine sofortige Reaktion mit starrer
Streckung der gesichtsseitigen Extremitäten und Beugung der Hinter-

hauptgliedmaßen beobachten. Bei einem minder stark geschädigten Fall kann die Reaktion einige Sekunden später auftreten, langsam und weniger betont einsetzen, während der Kopf schon rotiert ist. Sie kann jedoch unmittelbar und heftig entstehen, wenn der Patient erregt ist. WALSHE (1923) fand heraus, daß die Reaktion stärker ausgeprägt ist, wenn der Patient seinen Kopf selbst aktiv dreht und noch ausgeprägter, wenn die Rotation kräftig gegen Widerstand erfolgt.

In vielen Fällen, und zwar gewöhnlich bei solchen mit leichter Spastizität und kaum betroffenen Armen, kann die Reaktion nicht regelrecht beobachtet werden. Obgleich Tonusveränderungen auftreten können, sind sie nicht betont genug, um sich in einer sichtbaren Bewegung niederzuschlagen. Eine Prüfung des Widerstandes gegen passive Beugung oder Streckung der Extremitäten wird aber diese Tonusveränderungen aufzeigen. Wenn der Arm vorher mit Beugerspasmus gehalten wurde, wird er bei Rotation des Kopfes als Gesichtsarm einen verminderten Widerstand gegenüber der Streckung zeigen, und das Gesichtsbein, das gewöhnlich mit Extensorenspasmus gehalten wird, wird einen verstärkten Widerstand gegen passive Beugung aufweisen. Der Hinterhauptsarm wird einen verstärkten Widerstand gegen Streckung, das Hinterhauptsbein einen verminderten Widerstand gegen Beugung haben.

In einigen Fällen mit langem Krankheitsverlauf und Beugekontraktur der Ellenbogengelenke kann die Reaktion nicht ausgelöst werden. Die Streckung des Gesichtsarmes ist dann wegen der Kontraktur nicht möglich, und eine weitere Beugung des Hinterhauptarmes kann ebenfalls nicht stattfinden, da der Arm schon in maximaler Beugung steht.

Nach unserer Erfahrung treten die asymmetrischen tonischen Nackenreflexe am heftigsten in Rückenlage oder Sitzhaltung bei zurückgeworfenem Kopf auf. Am schwächsten scheinen sie dagegen in Bauchlage oder im Sitzen bei nach vorne geneigtem Kopf aufzutreten. Die asymmetrischen tonischen Nackenreflexe scheinen am stärksten in Positionen zu sein, die eine Extensorenspastizität begünstigen, und am schwächsten in solchen Stellungen, die für eine Beugeraktivität günstig sind. Streckeraktivität erhöht anscheinend die Stärke der asymmetrischen tonischen Nackenreflexe. Hierauf wird bei der Beschreibung des tonischen Labyrinthreflexes noch näher eingegangen werden.

Die asymmetrisch tonischen Nackenreflexe werden gewöhnlich bei Drehung des Kopfes zu einer bevorzugten Seite leichter ausgelöst. Bei den meisten unserer Patienten fanden wir heraus, daß die Reaktion bei Drehung des Kopfes nach rechts stärker ausgeprägt war. GESELL (1941) zeigte, daß normale Säuglinge einer bestimmten Altersstufe dazu neigen, den Kopf nach einer Seite, gewöhnlich der rechten, zu wenden.

Die Enthemmung asymmetrischer tonischer Nackenreflexe hat einen schwerwiegenden Einfluß auf das motorische Verhalten des Patienten. Sie beherrschen es sogar, wenn die Reflexe heftig sind und leicht einsetzen. Beispielsweise kann der Patient einen Arm nur durch gleichzeitige

Kopfdrehung zur entsprechenden Seite hin strecken oder ihn durch Rotation des Kopfes zur anderen Seite beugen. Obwohl er fähig sein mag, ungestützt für ein oder zwei Sekunden zu sitzen, solange sich sein Kopf in der Mittellinie befindet, wird doch die geringste Erregung wie Lärm oder der Versuch, sich zu bewegen oder zu sprechen, einen Spasmus in der Art eines tonischen Nackenreflexes hervorrufen. Augenblicklich wird nun eine Drehung des Kopfes zu einer Seite hin erfolgen, die zu einer Erstarrung dieser Körperseite führt und den Patienten seine Balance verlieren läßt.

Der Kranke kann seinen Kopf gewöhnlich nicht in Mittelstellung halten, sondern wird ihn der bevorzugten Seite zuwenden. Einige Patienten können den Kopf nicht zur Gegenseite drehen. Sollte es ihnen gelingen, so wird er jedoch bald unwiderstehlich in seine Ausgangsstellung zurückkehren. Bei solchen Patienten haben wir beobachtet, daß sie zwar leicht Gegenstände anblicken können, wenn diese in Richtung auf die bevorzugte Seite der Rotation gehalten werden. Gleichzeitig haben wir gesehen, daß Augenbewegungen zur Mittellinie oder sogar zur entgegengesetzten Seite bei Verfolgung eines bewegten Gegenstandes schwierig oder unmöglich sind. GESELL u. AMATRUDA (1949) fanden heraus, daß normale Säuglinge, die noch unter dem Einfluß der tonischen Nackenreflexe stehen, gleichfalls nicht in der Lage sind, einem Objekt zu folgen, das von der Seite ihrer tonischen Nackenreflexhaltung fortbewegt wird.

Der Effekt des asymmetrischen tonischen Nackenreflexes auf die Arme ist in Rückenlage am stärksten ausgeprägt; ähnliche Schwierigkeiten können bei Bewegungen der Arme und Hände in sitzender Position beobachtet werden. Die Arme verharren seitlich am Körper des Patienten fixiert; der gesichtsseitige Arm ist gestreckt, einwärts gedreht und etwas adduziert, während der Hinterkopfarm gebeugt, im Schultergürtel retrahiert und abduziert ist. Der Patient kann seine Arme nicht nach vorn bringen und die Hände in der Mittellinie einander nähern. Er ist deshalb nicht in der Lage, einen Gegenstand mit beiden Händen zu halten. Er kann einen ihm vorgehaltenen Gegenstand nicht ergreifen, solange er nach ihm sieht, noch kann er den Gegenstand zum Munde führen. Viele Kinder sind unfähig, am Daumen oder Finger zu lutschen, weil jener Arm gestreckt wird, dem sie das Gesicht zuwenden.

Tetraplegiker mit stark ausgeprägten asymmetrischen tonischen Nackenreflexen laufen besonders bei einseitiger Akzentuierung große Gefahr, eine Skoliose der Wirbelsäule zu entwickeln, wenn man sie sitzen und ihre Hände gebrauchen läßt. Die Sitzbalance ist sehr unsicher, weil die Verteilung des Muskeltonus der einen Körperseite völlig von der anderen abweicht. Der Patient neigt dazu, zur Gesichtsseite und nach hinten zu fallen, weil er eine zusätzliche Rückwärtsneigung des Kopfes in Verbindung mit Extensorenspastizität des Rumpfes hat. Gewöhnlich findet der Patient selbst heraus, daß ihm das Sitzen bei gebeugtem Kopf leichter fällt. Dieses wirkt dem Streckspasmus von Nacken und Rumpf entgegen (s. dazu die tonischen Labyrinthreflexe, die später beschrieben werden). Damit wird, wie oben erwähnt, der Einfluß der asymmetrischen tonischen Nackenreflexe auf Arme und Hände gemindert. Er ist dann wohl in der Lage, seine Sitzbalance aufrecht zu erhalten, aber nur während Kopf und Rückgrat gebeugt sind.

Die Einwirkung der asymmetrischen tonischen Nackenreflexe auf das hinterkopfseitige Bein kann mit der Zeit bei schweren Fällen zu einer Subluxation oder Luxation des Hüftgelenkes führen. Dies wird an der linken Hüfte etwas häufiger beobachtet als rechts. Wir haben einige wenige Fälle gesehen, bei denen die Kombination von Beugung, Innenrotation und Adduktion des hinterkopfseitigen Beines mit gleichzeitig bestehender Skoliose der Wirbelsäule für diese Deformität verantwortlich gemacht werden könnte.

Gewöhnlich ist die Wirkung des asymmetrischen tonischen Nackenreflexes auf die Beine weniger ausgeprägt als auf die Arme des Patienten. Wir beobachten jedoch, daß einige diplegische Kinder ein „Streck"-Bein haben (das Gesichtsbein), auf dem sie sicher stehen können, welches aber zu steif ist, um sich leicht zu bewegen und Schritte zu machen, während das andere (das Hinterkopfbein) sich leicht beugt und bewegt und vorwärts schreitet, aber das Gewicht des Kindes ungenügend übernimmt.

Einige athetotische Kinder können ein Bein strecken und das Gewicht darauf ohne größere Mühe verlagern, während das andere, gewöhnlich das rechte, ständige, alternierende Beuge- und Streckbewegungen macht. Oft ist es möglich, durch eine Drehung des Gesichtes zu dieser Seite die Bewegungen zu stoppen, so daß das Kind fähig wird auch auf diesem Bein zu stehen und später zu gehen.

Es besteht erhebliche Gefahr der Entwicklung einer Wirbelsäulenskoliose bei Kindern, die nur eine Hand benutzen und bevorzugt zu einer Seite blicken, und bei denen asymmetrische tonische Halsreflexe vorherrschen. Wie oben erwähnt, kann solch ein Kind die Arme nicht vorstrecken, so daß es die Hände nicht zur Mittellinie bringen und ergriffene Gegenstände nicht anblicken kann. Es kann jedoch eventuell die tonischen Reflexmuster benutzen, um eine Hand, häufiger die linke, zum Ergreifen und Bewegen von Gegenständen heranzuziehen. Wenn das Kind nach einem Gegenstand langt, dreht es sein Gesicht zur Seite und bringt den ausgestreckten Gesichtsarm vor. Mit den Augen kann es diese Bewegung verfolgen, wobei die gesichtsseitige Schulter nach vorn gezogen und die hinterhauptsseitige mit Beugung im Ellenbogengelenk zurückgezogen wird. Die Hand des gestreckten Armes wird jedoch für den Griff nach dem Gegenstand unbrauchbar. Sie ist entweder bei gestrecktem Handgelenk fest zur Faust geballt, oder ihre Finger sind geöffnet, nun allerdings bei voller Beugung im Handgelenk; wenn der Patient den Gegenstand dennoch erfassen will, muß er sein Gesicht von ihm abwenden. Dadurch erreicht er einen verminderten Extensorenspasmus und eine relative Zunahme des Beugertonus. Das befähigt ihn dazu, den

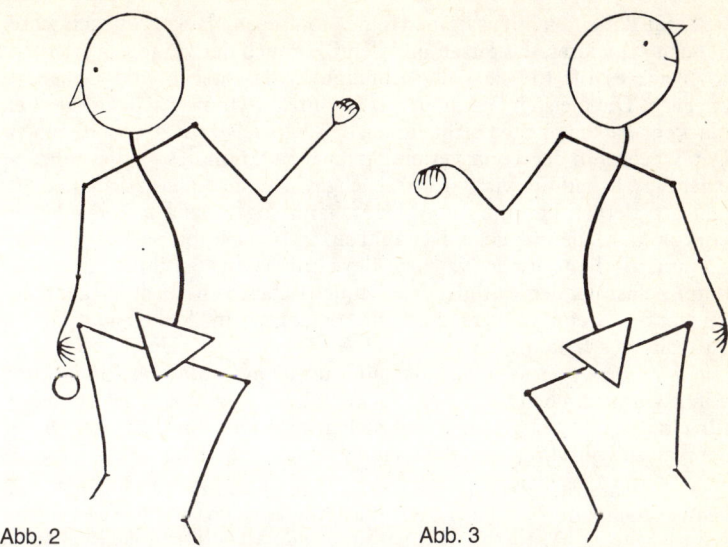

Abb. 2                              Abb. 3

Gegenstand aufzuheben, zu halten und zu bewegen. Diesen Teil der
Bewegungen kann er aber nicht mit den Augen kontrollieren, da der Kopf
abgewendet ist (Abb. 2 und 3). Einige Patienten nutzen die oben beschrie-
bene Art, um mit dem Gesichtsarm nach Gegenständen zu fassen und
dann zum Zwecke des Ergreifens den Arm durch Drehung des Kopfes zur
Gegenseite zum Hinterhauptsarm zu machen. Die meisten Patienten
halten jedoch den Kopf der gleichen Seite zugewendet, gewöhnlich der
rechten, abgekehrt von der greifenden und sich bewegenden Hand. So
können sie niemals den Gegenstand ansehen, auch nicht, wenn sie nach
ihm greifen. Die schwersten Skoliosen der Wirbelsäule werden bei Patienten angetroffen, die den Kopf ständig zu ein und derselben Seite
fixiert halten.
Die Greifschwierigkeit des gesichtsseitigen Armes findet sich bei FULTON
(1951) erklärt, der thalamische Bewegungsmuster bei halbseitig dekorti-
kalisierten Affen beschrieb. In Seitenlage fanden sich die der Unterlage
aufliegenden Extremitäten des Affen in starrer Streckung und zeigten
keinen Greifreflex, während die freien Extremitäten kräftig gebeugt waren und stets Greifreflexe aufwiesen. In diesem Zusammenhang scheint
von interessanter Bedeutung zu sein, daß die Mehrzahl der Patienten mit
Zerebralparese anscheinend Linkshänder sind. Die Tatsache, daß bei den
meisten dieser Fälle aymmetrische tonische Nackenreflexe bei Drehung
des Kopfes nach rechts stärker ausgeprägt waren als bei Drehung nach
links, mag für ihre „Linkshändigkeit" verantwortlich sein.

Ist es für Patienten mit asymmetrischen tonischen Nackenreflexen schon äußerst schwierig, das Sitzen und den Gebrauch der Hände zu erlernen, so bleibt es oft für sie völlig unmöglich, das Stehen und Gehen zu erlernen. Die meisten Patienten mit betonten asymmetrischen tonischen Nackenreflexen pflegen nicht einmal den Versuch dazu zu unternehmen. Der Wechsel in der Tonusverteilung nach Rotation des Kopfes führt zu einer plötzlichen Verwirrung im Gleichgewicht mit Kollaps der Gliedmaßen auf der Hinterkopfseite. Dieses kann sogar bei leichteren Fällen vorkommen, die in Rückenlage und sitzender Position weniger betonte asymmetrische tonische Nackenreflexe aufweisen. Bei ihnen aber wird unter Belastung der Einfluß der asymmetrischen tonischen Nackenreflexe stärker, wenn sie versuchen, die Balance beim Stehen und Gehen aufrecht zu erhalten.

Die Anamnese eines Kindes, das intermittierend unter der Einwirkung von asymmetrischen tonischen Nackenreflexen stand und gelernt hatte, für eine oder zwei Sekunden zu stehen und mit Unterstützung einige Schritte zu vollführen, soll diese Punkte veranschaulichen.

E. P., 10 Jahre alt, ist ein spastisches Kind mit athetotischen Bewegungen und heftigen tonischen Nackenreflexen in allen Körperstellungen, besonders auf der rechten Seite. Es hat gelernt, sie durch Sitzen mit weit vorgeneigtem Kopf bis zu einem gewissen Grade zu kontrollieren. In dieser Stellung kann es seinen Kopf in

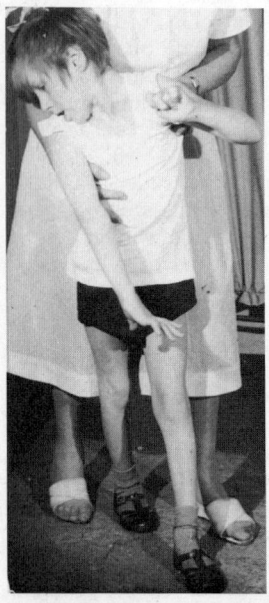

Abb. 4

Mittelstellung halten und beide Hände gebrauchen. Stellt man das Kind auf die Füße, so reagiert es darauf unmittelbar mit einem kräftigen Streckspasmus in beiden Beinen, dem Rumpf und dem Nacken. Dies ist wahrscheinlich dem Einfluß der positiven Stützreaktion zuzuschreiben. Der gesamte Körper ist starr gestreckt, das Kind steht auf Zehenspitzen, die Beine in Adduktion und Innenrotation, den Kopf nach rückwärts geworfen. Es würde ohne Unterstützung nach hinten umfallen. Nach einer Sekunde in diesem Streckerspasmus dreht das Kind seinen Kopf nach rechts; gleichzeitig beugen sich Hüft- und Kniegelenke der linken Seite, und der Körper des Kindes neigt sich bei gebeugtem und abduziertem linken Arm nach rechts. Ohne Unterstützung würde es nach rechts zusammenfallen und stürzen. Das Kind kann jedoch zum Stand gebracht werden, allerdings nur bei gebeugtem Kopf. Dann muß ihm geholfen werden, seine Hüften und Knie gestreckt zu halten, da es andernfalls nicht genügend Streckertonus zum Stehen haben würde. Es kann sogar nahezu normale Schritte machen, mag sich aber plötzlich starr strecken und seinen Kopf nach rechts drehen. Das Ergebnis wurde oben beschrieben (Abb. 4).

## Symmetrisch-tonische Nackenreflexe

Diese Reaktionen werden durch die Dorsal- oder Ventralflexion des Kopfes hervorgerufen. Der Reizursprung liegt in den Propriozeptoren der Nackenmuskulatur.
Die Dorsalflexion des Kopfes führt beim Tier zu einer Steigerung des Extensorentonus in den vorderen Gliedmaßen und zu einer Verminderung des Streckertonus mit relativer Zunahme des Beugertonus in den Hinterbeinen. Die Ventralflexion des Kopfes hat den gegenteiligen Effekt auf die Gliedmaßen: Beim Beugen des Kopfes gehen die Vorderbeine des Tieres in Beugestellung, und seine Hinterbeine strecken sich.
Die funktionelle Bedeutung dieser Reaktion kann richtig eingeschätzt werden, wenn man eine Katze beim Trinken aus einem Napf beobachtet. Senkt die Katze den Kopf, um zu trinken, kann man sehen, wie sich die Vorderbeine beugen und die Hinterfüße strecken. Hält man Futter über den Kopf der Katze, so wird das Tier seinen Kopf heben, die Vorderfüße strecken und sich auf seinen Hinterbeinen niedersetzen. Dies ist die für den Sprung nach der Beute günstigste Ausgangsposition (Abb. 5 und 6).

## Symmetrisch-tonische Nackenreflexe und ihre Wirkung auf den Patienten

Die symmetrisch-tonischen Nackenreflexe und ihre Auswirkung auf den Patienten sind nicht so eingehend untersucht worden wie die asymmetrischen tonischen Nackenreflexe.
Gewöhnlich weisen Patienten mit einem symmetrischen tonischen Nakkenreflex auch einen asymmetrischen auf. Gelegentlich sind aber nur symmetrische Reflexe vorzufinden.
Sie können auf folgende Weise geprüft werden:
Patienten mit ausgesprochener Flexorenspastizität sind unfähig, im Vierfüßlerstand ihre Hände flach auf die Unterlage zu legen und das Körper-

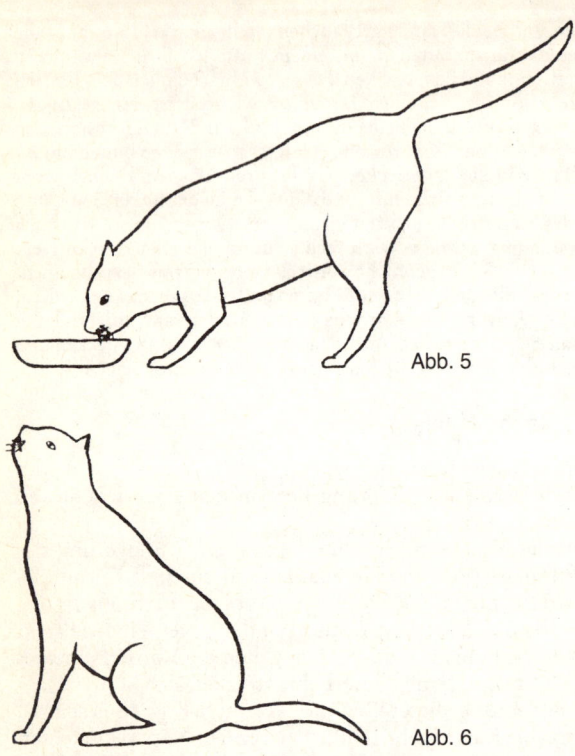

Abb. 5

Abb. 6

gewicht auf ihre Arme abzustützen. Der Kopf wird dann gebeugt gehalten, der Schultergürtel ist vorgezogen, die Arme sind adduziert, in den Ellenbogengelenken gebeugt, die Hände fest zusammengeballt und die Füße dorsal flektiert (Abb. 7).

Wenn der Kopf nun passiv durch Unterstützung unter dem Kinn angehoben oder der Schultergürtel zurückgezogen wird, werden die meisten der Patienten mit einiger Verzögerung ihre Arme strecken und die Hände auf die Unterlage auflegen. Solange der Kopf in Dorsalflexion abgestützt wird, werden die Arme gestreckt bleiben, aber in dem Augenblick, in dem der Kopf zur Beugung freigegeben wird, beugen sich die Arme ebenfalls; der Patient wird seine Arme an die Brust ziehen und auf sein Gesicht fallen, falls er nicht gehalten wird (Abb. 8 und 9). Die Wirkung der symmetrisch-tonischen Nackenreflexe kann so klar in den Änderungen der Tonusverteilung in den Armen der Patienten beobachtet werden. Die Wirkung derartiger Tonusveränderungen auf die Beine ist ebenfalls bei vielen Patienten zu sehen, obgleich sie oft weniger stark auftritt.

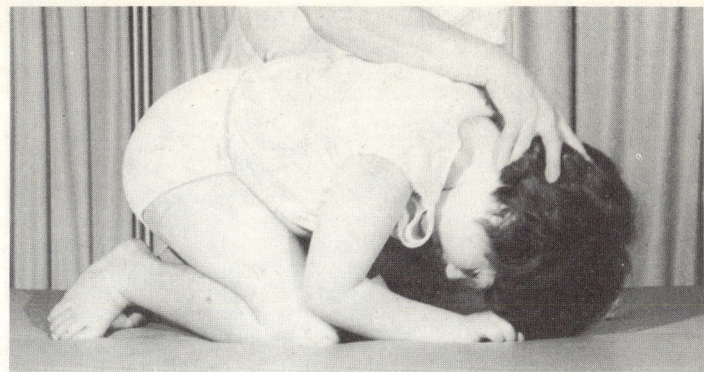

Abb. 7

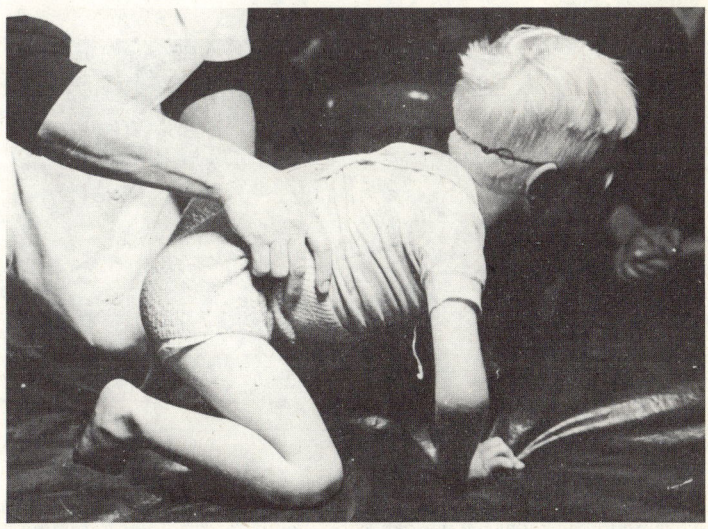

Abb. 8

Sie können folgendermaßen geprüft werden:
Der Patient zeigt gewöhnlich in Bauchlage Beugeneigung des Kopfes, sowie Beugung und Adduktion der Arme. Die Beine sind gestreckt und bieten der passiven Beugung der Hüft- und Kniegelenke Widerstand, so daß es schwierig ist, den Patienten auf seine Knie zu bringen (Abb. 10).

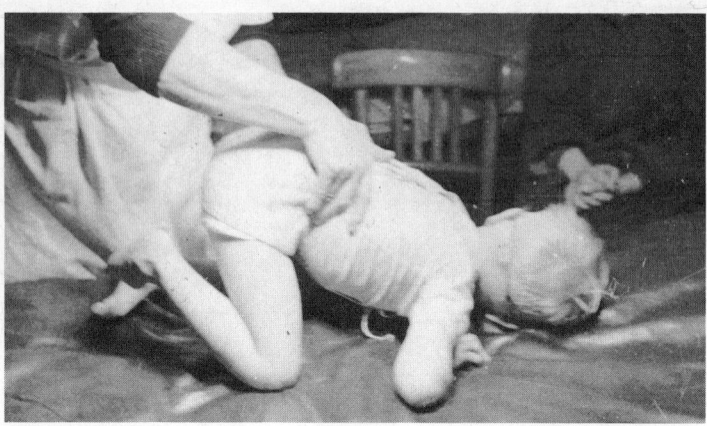

Abb. 9

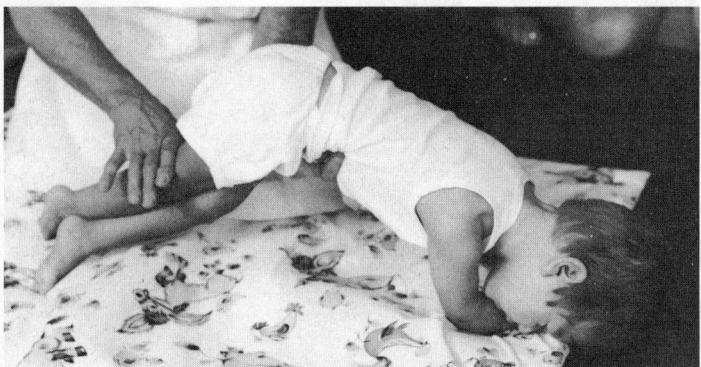

Abb. 10

Dies ist dem Einfluß der symmetrisch tonischen Nackenreflexe zuzuschreiben, was bewiesen werden kann, wenn der Kopf des Patienten mit passiver Unterstützung unter dem Kinn angehoben wird. Die Arme strecken sich nun, die Hüft- und Kniegelenke beugen sich automatisch. Es kann sogar spontan eine Dorsalflexion der Füße eintreten, während vorher der passiven Dorsalflexion starker Widerstand entgegengesetzt wurde. Auf diese Weise kann man den Patienten leicht in den Fersensitz bringen (Abb. 11). Solange der Kopf gehoben ist, kann es jedoch unmöglich sein, aus dieser Position heraus den Rumpf des Patienten vorwärts zu drücken, sein Körpergewicht auf Hände und Knie zu verlagern und sein

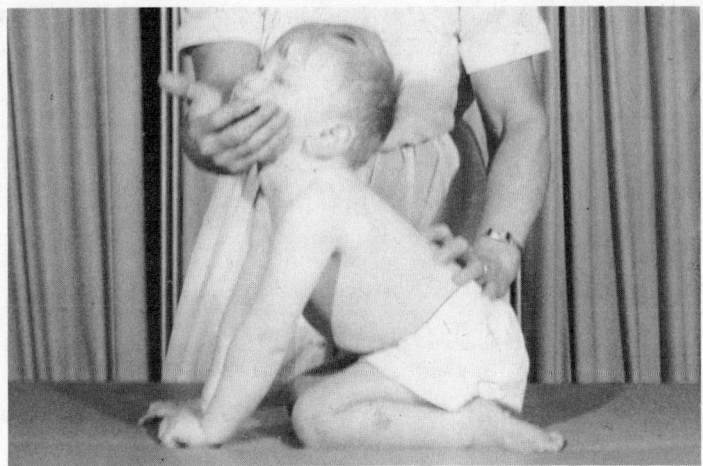

Abb. 11

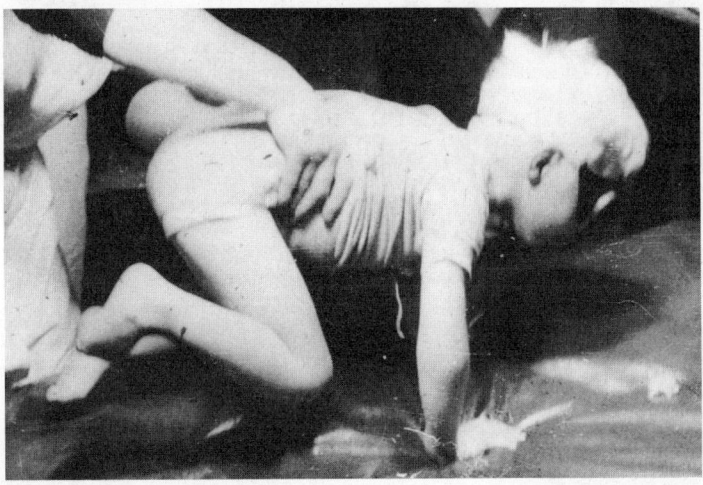

Abb. 12

Gesäß von den Füßen abzuheben. Er kann seine Hüft- und Kniegelenke
nicht strecken. Sie verharren gebeugt, wenn der Rumpf nach vorn geschoben wird, so daß die Füße von der Unterlage abgehoben werden
(Abb. 12).

Werden jedoch die Füße des Patienten passiv in Plantarflexion auf der Unterlage gehalten, während sein Rumpf nach vorne geschoben wird, und sich so seine Kniegelenke strecken, schießt ein Streckerspasmus ein, Kopf und Arme kommen in Beugestellung, und der Körper des Patienten fliegt als Folge des plötzlichen Streckerspasmus in Knie- und Hüftgelenken nach vorne. Bei Unachtsamkeit könnte er auf sein Gesicht aufschlagen (Abb. 13).

Die gleiche Beobachtung ist bei Patienten zu machen, die einen hochgradigen Extensorenspasmus der Beine haben, der der passiven Beugung starken Widerstand entgegensetzt, wenn man versucht, diese Patienten in Knielage zu bringen. Nach Überwindung des Widerstandes der Streckermuskulatur können sie die Sitzstellung auf den Fersen halten, solange der Kopf erhoben bleibt. Bei diesen Fällen ist es ein leichtes, den Rumpf nach vorne zu bewegen, d. h. Hüfte und Knie zu strecken. Ein Beugerspasmus fehlt, aber nach wenigen Graden von Streckung folgt ein starker Extensorenspasmus, der heftiger als in dem vorerwähnten Fall ist. Der Rumpf des Patienten schießt wie oben beschrieben nach vorn, wobei Arme und Kopf gebeugt werden.

Diese Beobachtungen beweisen, daß die Tonusverteilung nicht nur in den Armen, sondern auch in den Beinen mit dem Wechsel der Kopfstellung variiert. Das Anheben des Kopfes bewirkt eine Steigerung des Beugertonus in den Beinen. Eine Neigung des Kopfes nach vorn hat den gegenteiligen Effekt. Diese Tonusänderung ist relativ und nicht absolut. Bei einem

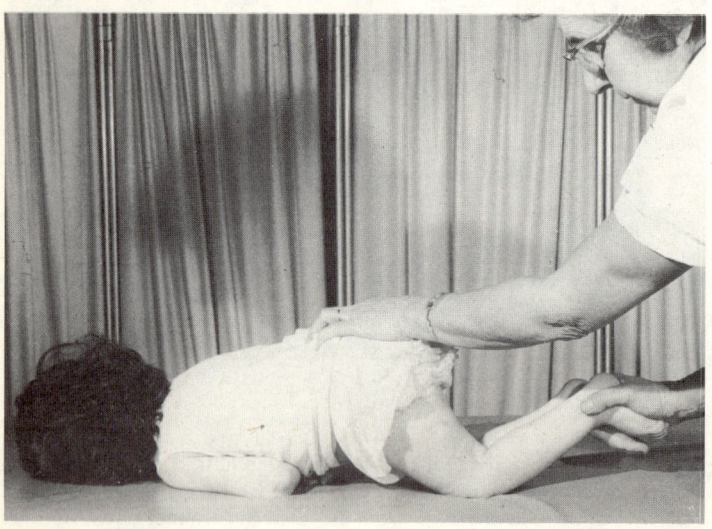

Abb. 13

Patienten mit betonter Extensorenspastizität einer Gliedmaße könnte der Einfluß eines tonischen Reflexes, der mit vermehrter Beugeraktivität einhergeht, lediglich zu einer graduellen Herabsetzung der Extensorenspastizität führen und nicht notwendigerweise zu einer spontanen Beugung.

Patienten, die die Wirkung der oben beschriebenen Reaktionen deutlich zeigen, können ihre Balance im Vierfüßlerstand nicht halten, noch ihr Körpergewicht auf Händen und Knien tragen. Sie können nicht auf normale Weise kriechen. Sie können aber wohl dazu in der Lage sein, sich in Fersensitzhaltung vorwärts zu bewegen, indem sie mit erhobenem Kopf die gestreckten Arme nach vorn setzen und die gebeugten Beine nachziehen (Häschensprung). Dabei bleiben sie auf den Fersen sitzen und Hüft- und Kniegelenke werden nicht gestreckt. Dadurch entstehen mit der Zeit Hüft- und Kniebeuge-Kontrakturen. Andere, nicht so schwer geschädigte Patienten können ihr Körpergewicht auf Händen und Knien übernehmen, aber nur so lange wie der Kopf gut gehoben bleibt. Wird der Kopf nach vorn gebeugt, knicken die Ellenbogen ein, und der Patient fällt zusammen. Diese Patienten können vielleicht kriechen, aber gewöhnlich nicht in normaler Koordination (Abb. 14 und 15). Bei diesem letzten

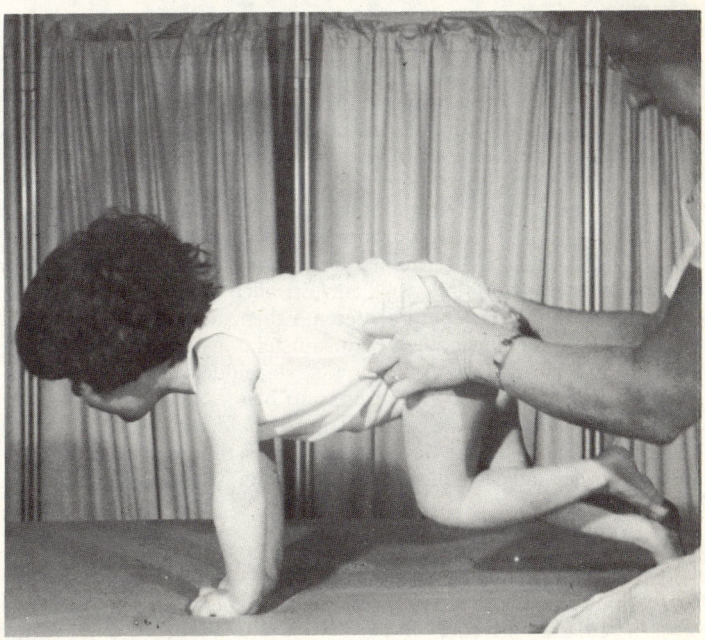

Abb. 14

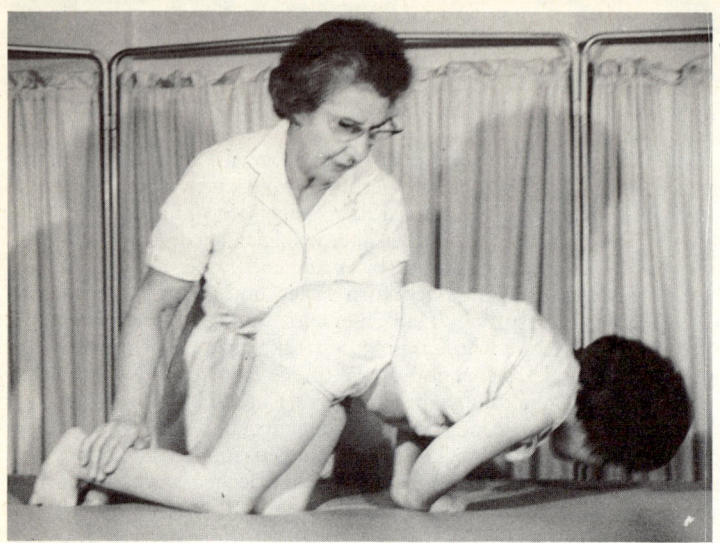

Abb. 15

Patiententyp, der eine kraftvolle Streckung der Arme bei erhobenem Kopf zeigt, ist die Wirkung des asymmetrisch tonischen Nackenreflexes oft mit der des symmetrischen vereint. Solch ein Patient stützt sich auf Händen und Knien gut ab. Wenn aber das Gesicht zu einer Seite gedreht wird, wird er mit dem Hinterkopfarm zusammenknicken und die Schulter nach vorne und bodenwärts ziehen. Es zeigt sich dann, daß die Abhängigkeit der Tonusverteilung in Armen und Beinen von der Kopfhaltung ein schweres Hindernis beim Erlernen des alternierenden Kriechens sein kann. Selbst bei leichteren Fällen, bei denen die tonischen Nackenreflexe nur eine mäßige Tonusumstellung hervorrufen, wirkt sich diese störend auf die Bewegungen aus, vermindert ihr Ausmaß und ist Ursache für eine abnorme Koordination beim Kriechen. Bei schweren Fällen jedoch erweisen sich diese Tonusveränderungen als anhaltende und kräftige Spasmen, die den Patienten in bestimmten Haltungen fixieren und Bewegungen aus diesen Stellungen heraus unmöglich machen.

## Tonische Labyrinthreflexe

Solche Reflexe können isoliert nur bei Ausschaltung der tonischen Nakkenreflexe dargestellt werden. In seinen Tierexperimenten erreichte MAGNUS (1926) das entweder mit der Durchtrennung der ersten drei hinteren Zervikalwurzeln, er unterbrach auf diese Weise den sensiblen Anteil des Reflexbogens der tonischen Nackenreflexe, oder er machte Kopf, Nacken und Rumpf in einer Gipsjacke bewegungsunfähig, um so die Möglichkeit auszuschließen, daß die Kopfstellung in Relation zum Rumpf geändert würde. MAGNUS berichtet darüber:

„Es gibt nur eine Position, in welcher der Streckertonus maximal stark wird: Die Rückenlage mit in 45 Grad über das horizontale Niveau erhobener Schnauze. Der Streckertonus vermindert sich auf ein relatives Minimum, wenn das Tier in Bauchlage mit um 45 Grad unterhalb der Horizontalen liegender Schnauze gebracht wird. Minimum und Maximum differieren somit um 180°. Bei allen anderen Lagen im Raum liegt der Streckertonus zwischen diesen beiden Extremen. Diese Reflexe werden nicht durch Bewegungen hervorgerufen, sondern sind von der Lage abhängig. Nur solche Wechsel der Kopfposition sind wirksam, die ihren Winkel im Verhältnis zur Horizontalebene ändern."

## Tonische Labyrinthreflexe und ihre Wirkung auf den Patienten

Wegen ihrer nahen Verbindung zu tonischen Nackenreflexen und anderen Reflexen ist es äußerst schwierig, tonische Labyrinthreflexe am Patienten isoliert darzustellen.

Im Einzelfall kann entweder der Einfluß des tonischen Nackenreflexes oder des tonischen Labyrinthreflexes überwiegen und die Bewegungsmuster des Patienten bestimmen. MAGNUS (1924) hat ähnliche Beobachtungen an Tieren gemacht, bei denen er in einigen Fällen die tonischen Nackenreflexe und bei anderen die tonischen Labyrinthreflexe vorherrschend fand. Er stellt als Unterscheidungsmerkmal die Reaktion der Gliedmaßen auf eine Kopfbewegung hin heraus. Wenn durch Kopfbewegung alle vier Extremitäten in gleichem Sinne beeinflußt werden, herrscht der tonische Labyrinthreflex vor. Ruft die Kopfbewegung Tonusveränderungen hervor, die eine Körperseite unterschiedlich zur anderen betreffen oder die Vorderfüße anders als die Hinterbeine beeinflussen, herrschen die tonischen Nackenreflexe vor. MAGNUS fand heraus, daß er den dominierenden Einfluß der einen oder anderen Gruppe der tonischen Reflexe am besten an einem Tier in Seitenlage unterscheiden konnte.

Wir sind nicht in der Lage gewesen, unsere Patienten in dieser Art zu untersuchen und können nicht angeben, ob die beobachteten Tonusveränderungen in jedem Fall den tonischen Labyrinthreflexen zugeschrieben werden können.

Wie oben im Hinblick auf die tonischen Nackenreflexe erwähnt, sind die Tonusveränderungen aufgrund der tonischen Labyrinthreflexe gleichfalls relativ zu sehen. Eine Verminderung der Streckerspastizität infolge des Einflusses eines tonischen Labyrinthreflexes bedeutet nicht, daß die Gliedmaße sich beugen wird. Die Extremität mag lediglich weniger Widerstand gegen passive Beugung aufweisen, wird aber weiter eine Streckerspastizität zeigen, wenn auch in vermindertem Ausmaß. Wir fanden, ebenso wie MAGNUS in Tierexperimenten und WALSHE (1923) an Patienten, einen maximalen Streckertonus bei Patienten in der Rückenlage

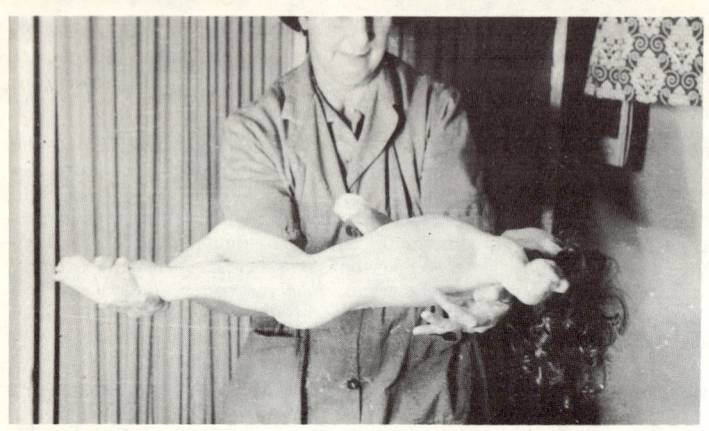

Abb. 16a

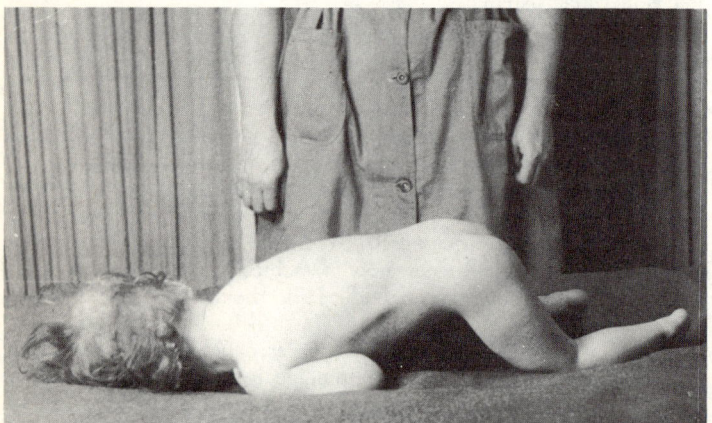

Abb. 16b

(Abb. 16a). Wir stellten gleichermaßen fest, daß dieselben Patienten, die in dieser Lage eine schwere Extensorenspastizität aufwiesen, in Bauchlage ausgeprägte Beugerspastizität zeigten. Patienten, die in Rückenlage den Kopf stark nach hinten zogen und eine starre Streckung der Wirbelsäule mit zurückgezogenen Schultern demonstrierten, wiesen in Bauchlage eine Wirbelsäulenkyphose (hervorgerufen durch die spastische Kontraktion der Brust- und Bauchmuskulatur) und an den Körper herangeführte und gebeugte Arme auf. Sie waren nicht in der Lage, den Kopf von der Unterstützungsfläche abzuheben (Abb. 16b).

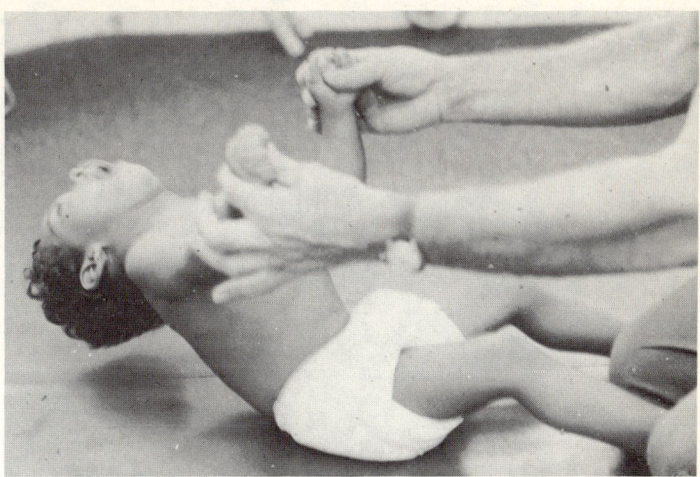

Abb. 17

In einigen Fällen war die Streckerspastizität in allen Positionen so ausgesprochen, daß diese Patienten fähig waren, mit starr gestreckten Beinen
und Wirbelsäule den Kopf aus der Bauchlage anzuheben. Die Extensorenspastizität war in Bauchlage geringer als in Rückenlage, aber noch so
betont, daß ein erheblicher Widerstand gegen passive Beugung des Kopfes bestand. Wenn der Kopf jedoch nach vorn gebeugt und in dieser
Stellung gehalten wurde, zeigte der Patient eine deutliche Zunahme des
Beugertonus in Rumpf und Armen mit Kyphosierung der Brustwirbel-
säule als Folge der spastischen Kontraktion der Beugermuskeln des
Rumpfes und der Schultern.

Die meisten Patienten zeigen in Rückenlage eine starre Streckung der
Beine in Adduktionsstellung. Eine gewisse Anzahl jedoch, und zwar
gewöhnlich die älteren, sitzgebundenen Patienten oder solche, die im
Scherengang laufen, weisen eine geringe Beugung in Hüft- und Kniegelenken auf, es zeigt sich Kokontraktion der Beuger und Strecker. Diesen
Patienten kann es unmöglich sein, die Bauchlage zu erreichen, weil der
schon bestehende Beugerspasmus in den Hüftgelenken beim Umwenden
aus der Rücken- in die Bauchlage kräftig zunimmt.

Alle Patienten sind hochgradig steif, d. h. sie zeigen stärkste Extensorenspastizität in Rückenlage; bringt man sie aber mit gut vornübergeneigtem
Kopf zum Sitzen, erscheint der Rücken schlaff, wobei die Extensorenspastizität vermindert ist oder fehlt und die Beugerspastizität überhand-
nimmt. Die Zunahme des Beugertonus kann dadurch geprüft werden,
daß die gebeugte Wirbelsäule passiv gestreckt wird, ohne dabei einer

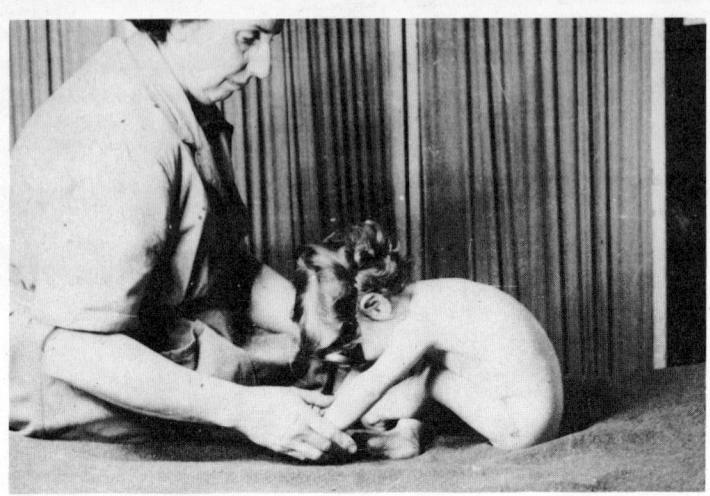

Abb. 18

Streckung der Hüften Raum zu geben. Man wird starken Widerstand gegen die Streckung spüren, besonders in Höhe der Lendenwirbelsäule. Hat man mit der gewaltsamen Streckung des Rückgrates Erfolg, werden sich gleichzeitig die Hüftgelenke extendieren, und der Patient ist unfähig zu sitzen (Abb. 17).

Während in der Rückenlage die Beine in den Hüftgelenken starr gestreckt und adduziert sein können, kann im Sitzen ein beträchtliches Ausmaß an Abduktion möglich sein, da Abduktion zum Beugemuster gehört.

Beim Versuch, einen Patienten aus der Rückenlage aufzusetzen, wird man gewöhnlich von seiten der Hüftstrecker einen anfänglichen Widerstand feststellen. Ist der Patient etwa halbwegs in die Sitzstellung gehoben, verschwindet der Widerstand plötzlich, da der Kopf eine Position im Raum einnimmt, die die Flexorenaktivität begünstigt. In diesem Moment beugt sich die Wirbelsäule, die zuvor in Streckstellung stand, und die Schultern, die zurückgezogen waren, werden nach vorne genommen. Diese Beugetendenz nimmt so lange zu, bis der Patient in die Sitzposition gelangt ist; sie führt dazu, daß der Kopf nach vorn fällt und damit eine weitere Zunahme der Beugung der Wirbelsäule bewirkt wird (Abb. 18). An diesem Punkt sind manche Patienten in Gefahr, nach vorne zu fallen, besonders jene, die gleichzeitig eine starke Beugespastik in den Hüftgelenken aufweisen; bei anderen verbleiben die Hüftgelenke in mittlerer Streckstellung bei starker Beugung der Wirbelsäule. Hebt man den Kopf des Patienten jedoch passiv an oder wirft er selber seinen Kopf nach hinten, so ändert sich das Bild fast augenblicklich wieder. Die Beugerakti-

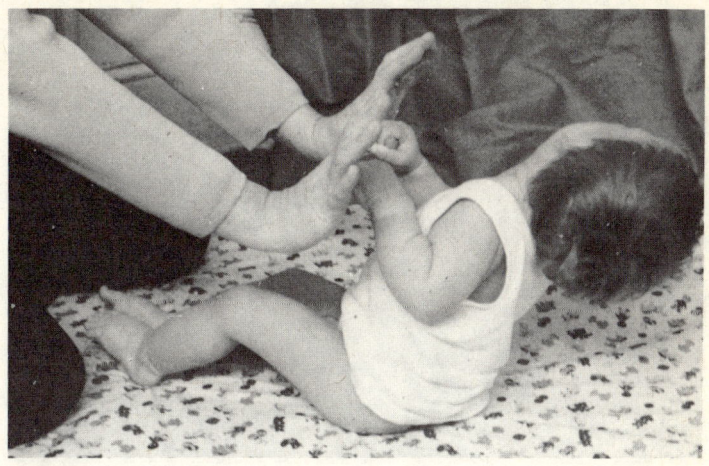

Abb. 19

vität weicht erneut der Streckerspastizität, und der Patient gerät in Gefahr, nach rückwärts zu fallen.

Obgleich dieser Tonuswechsel hauptsächlich dem Einfluß der tonischen Labyrinthreflexe unterliegt, dürften diese Reflexe nicht ausschließlich für die Reaktionen verantwortlich sein, da für gewöhnlich die tonischen Nackenreflexe ebenso aktiv sind und ihren Anteil zum motorischen Verhalten des Patienten beitragen.

Die Bewegungsfähigkeit des Patienten ist durch diese Änderungen im Tonus ernsthaft eingeschränkt. In Rückenlage wird er nicht in der Lage sein, seinen Kopf anzuheben. Der übermäßige Tonus der Strecker von Hüften und Rumpf hemmt die Aktivität der Beugermuskulatur von Hüften und Bauchmuskeln. Der Patient ist deshalb unfähig, sich selbst aufzusetzen. Dieses Unvermögen wird verstärkt durch die Retraktion der Arme im Schultergürtel, die ihn daran hindert, seine Arme nach vorne zu bringen, um sich hochzuziehen (Abb. 19).

In Rückenlage hindert die heftige Extensorenspastizität den Patienten, sich auf die Seite zu drehen, weil Beugung und Vorwärtsdrehung der Schultern und Hüften auf einer Seite unmöglich sind. So kann er z.B. bei dem Versuch, sich zur linken Seite zu drehen, den rechten Arm nicht nach vorn und quer über den Körper hinwegbringen oder das rechte Bein beugen und über das andere hinwegheben. Seine Schwierigkeiten nehmen noch zu, wenn asymmetrische tonische Nackenreflexe vorliegen. Obgleich sich nun durch die Gesichtsdrehung zu einer Seite im ersten Stadium der Seitenwendung der hinterhauptseitige Arm beugen könnte,

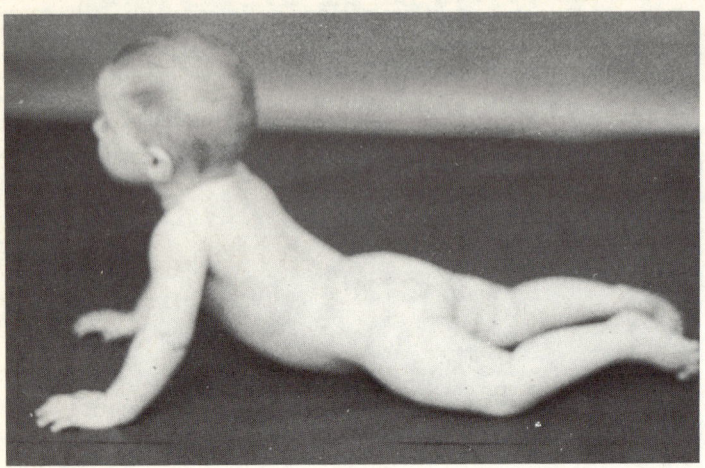

Abb. 20

werden sich Schulter und Rumpf auf der Hinterkopfseite zurückziehen und Schulter und Thorax daran hindern, dem Kopf zu folgen.

Bei dem Versuch, aus der seitlich liegenden Position in die Bauchlage zu kommen, ist das Gesicht zunächst der Unterlage zugewandt. Dies führt infolge der tonischen Labyrinthreflexe zur Beugerspastizität in Rumpf, Armen und Hüften. Sie hindert den Patienten daran, sich auf den Bauch zu drehen. Er ist nicht in der Lage, Hüften und Knie zu strecken und den Schultergürtel so weit zu heben, daß er seine Arme aus ihrer Lage unter dem Brustkorb nach vorn bringen könnte.

In Bauchlage sind die meisten Patienten unfähig, den Kopf zu heben und die Wirbelsäule zu strecken, noch können sie sich auf die Unterarme stützen oder sich mit gestreckten Armen auf die Hände abstützen (Abb. 20).

Ausnahmen davon sind jene wenigen Fälle, die ein derartiges Ausmaß an Streckerspastizität aufweisen, daß selbst in Bauchlage die Streckeraktivität, obwohl vermindert, dennoch überwiegt. Diese Patienten können ihren Kopf heben und die Wirbelsäule strecken, aber ihre besondere Schwierigkeit besteht darin, den Kopf nach vornüber zu neigen. Wird dieses passiv ausgeführt, zeigen sie einen übermäßig starken Beugertonus und können sich nicht auf ihren Armen und Händen abstützen.

## Assoziierte Reaktionen

Ein weiterer Typ von Haltungsreflexen, die bei spastischen Patienten enthemmt werden, sind die „assoziierten Reaktionen". Sie sind von WALSHE (1923) untersucht worden. Er fand, daß tonische und anhaltende Muskelkontraktionen der gesunden Extremität, wie sie z.B. beim kraftvollen Greifen nach einem Gegenstand mit der gesunden Hand auftreten, beim Hemiplegiker eine Zunahme des Tonus der spastischen Muskeln der erkrankten Seite hervorrufen. Diese Tonuserhöhung führte entweder zu einer Bewegung, nämlich Beugung des betroffenen Armes, oder zu einer fühlbaren Zunahme des Flexorentonus. Die auf diese Art entstandenen Bewegungen waren Folgen der Tonuszunahme und nicht Bewegungen im eigentlichen Sinne. Aus diesem Grunde schlug WALSHE vor, sie besser als „assoziierte Reaktionen" zu bezeichnen und nicht als „assoziierte Bewegungen", wie sie früher benannt wurden. Er definiert sie als „tonische Reflexe, die in den Gliedmaßenmuskeln entstehen und auf die Muskulatur der Gliedmaßen einwirken".

Um WALSHE zu zitieren:

„... alle willkürlichen Bewegungen sind von einer angemessenen haltungsmäßigen Anpassung der sonstigen Skelettmuskulatur begleitet, und bei kraftvollen Bewegungen ist diese Anpassung oder Einstellung notwendigerweise bilateral und umfassend. Obwohl unter willkürlicher Kontrolle ausgeführt, ist die haltungsmäßige Anpassung als die Funktion von Reflexmechanismen mit Sitz im Stammhirn anzusehen, die nicht außer Aktion gesetzt werden durch solche Schädigungen, die eine Hemiplegie hervorrufen und die willkürliche Kontrolle der Muskulatur in der betroffenen Körperseite zerstören. Unter diesen Umständen sollten wir noch Haltungsreaktionen erwarten können, wenn kräftige gezielte Bewegungen mit den Muskeln der gesunden Körperhälfte ausgeführt werden. Nun werden diese jedoch, beraubt der Kontrolle durch den Kortex und bar jeder Feineinstellung und Anpassungsfähigkeit, die durch diese Kontrolle garantiert ist, in übersteigerter Intensität auftreten."

Um assoziierte Reaktionen der gelähmten Seite auszulösen, wählte WALSHE als Reiz eine tonische willkürliche Kontraktion der Muskulatur der gesunden Gliedmaße. Er fand jedoch heraus, daß auch andere Reize, wie das Aufeinanderbeißen der Zähne, Gähnen und Anspannung der Nackenmuskulatur, assoziierte Reaktionen hervorriefen. Weiterhin lösten willkürliche Kontraktionen der Muskulatur einer gelähmten Gliedmaße, wie z.B. der Versuch, eine Bewegung auszuführen, assoziierte Reaktionen in der anderen, spastischen Extremität aus.

WALSHE fährt fort, indem er die „Gegebenheiten, die das Auftreten von assoziierten Reaktionen bestimmen", beschreibt. Er sagt:

„In keinem der untersuchten Fälle mit Schlaffheit fand sich irgendein Hinweis auf assoziierte Reaktionen im Arm oder Bein. Bei Spastikern jedoch war eine mehr oder weniger stark entwickelte Reaktion auf kräftige Willkürtätigkeit in den normalen Gliedmaßen konstant. In zwei Fällen kam es zwar zu keinem Ausschlag des gelähmten Arms, aber die Palpation enthüllte einen deutlichen Anstieg von Spastizität während der Ausübung der Willkürbewegungen. Wir können deshalb sagen, daß ein gewisses Ausmaß von Hypertonus beim Hemiplegiker eine notwendige Voraussetzung für die Entwicklung assoziierter Reaktionen ist. Je schwerer der Grad von Spastik, desto stärker und länger anhaltend ist die assoziierte Reaktion ...

Kurzum, der adäquate Stimulus für eine assoziierte Reaktion in den Muskeln des hemiplegischen Körperanteils ist starke, willkürliche Muskelanspannung. Passive Gliedmaßenbewegungen haben sich nicht als wirksam in der Auslösung von assoziierten Reaktionen erwiesen ...

Die Dauer der assoziierten Reaktion entspricht ungefähr der auslösenden willkürlichen Bewegung oder Kontraktion, aber bei einigen Fällen sieht man eine verlängerte Nachkontraktion oder tonische Prolongation des Spasmus, die mehrere Sekunden dauern kann. Einmal bestand dies mit unverminderter Heftigkeit bis 48 Sekunden nach der Auslösung. Während die Reaktion anhält, bleibt die Gliedmaße in der neuen Haltung mehr oder minder konstant. Im allgemeinen kann man sagen, je spastischer die Gliedmaße, desto länger die Latenz und Nachkontraktion.

Es ist eine Tatsache, daß antagonistische Muskelgruppen, Strecker und Beuger, im Rahmen dieser beschriebenen assoziierten Reaktionen in simultaner Kontraktion beobachtet werden können."

## Assoziierte Reaktionen und ihre Wirkung auf den Patienten

Obgleich assoziierte Reaktionen hauptsächlich bei Hemiplegikern untersucht worden sind, können sie gleich gut auch bei Diplegikern beobachtet werden. Hier treten sie auf, wenn der Patient angestrengt versucht, Bewegungen auszuführen, wie etwa einen Gegenstand zu ergreifen oder einen Schritt zu gehen. Dafür benötigt der Di- und Tetraplegiker immer Kraft und Anstrengung, da er ständig um die Überwindung des Widerstandes der verkrampften Muskulatur kämpft.

Wir fanden, ebenso wie es WALSHE beobachtet hat, daß bei Fällen mit heftiger Spastizität die durch assoziierte Reaktionen ausgelösten Bewegungsausschläge klein waren. Manchmal konnten wir lediglich eine zusätzliche Versteifung der Muskulatur sehen, die sich als Intensivierung der Ausgangsstellung entweder im Sinne der Beugung oder der Streckung zeigte. Bei den weniger schwer spastisch geschädigten Patienten ergaben die durch assoziierte Reaktionen hervorgerufenen Tonusveränderungen Bewegungen mit einigermaßen weitem Ausschlag. Da sie alle Gliedmaßen betrafen, ähnelten sie oft unwillkürlichen Bewegungen.

„Assoziierte Reaktionen sind tonische Haltungsreaktionen – d. h. Reflexvarianten des Muskeltonus mehr als der Bewegung im strengen physiologischen Sinn" (WALSHE 1923).

Im Gegensatz zu „assoziierten Reaktionen", „assoziierten Bewegungen", auch „Synkinesien" genannt, stehen normal koordinierte Mitbewegungen bei Fehlen von Spastik. Sie treten auf als Begleiterscheinung von Bewegungsansätzen, die mit Anstrengung und mit den Schwierigkeiten beim Erlernen einer Fertigkeit einhergehen. Sie führen zu ausgebreiteten motorischen Reaktionen, gewöhnlich auf der entgegengesetzten Körperseite, wenn die Hemmung von unerwünschten Bewegungsanteilen eine detaillierte diskriminierte Bewegung noch nicht möglich gemacht hat. Sie sind in der frühen Bewegungsentwicklung gesunder Kinder besonders deutlich. Fog (1963) sagt:

„Im reifen und unverletzten Gehirn treten assoziierte Bewegungen nicht auf, wenn tägliche Lebensaktivitäten oder eingeübte Bewegungsabläufe ausgeübt werden. Wenn jedoch das Gehirn verletzt ist – und besonders, wenn der Schaden früh im Leben aufgetreten ist – oder wenn ein Erwachsener eine ungewohnte und komplizierte manuelle Fertigkeit erlernen muß, kann man assoziierte Bewegungen beobachten."

Der nachteilige Effekt assoziierter Reaktionen scheint in der Behandlung nicht ausreichend berücksichtigt zu werden. Die durch die kraftvolle Aktivität in einigen Körperpartien hervorgerufene Steigerung der Spastizität anderer Körperteile ist ein Faktor, der wahrscheinlich für viele Fehlhaltungen verantwortlich ist. So ist es z. B. wohlbekannt, daß bei einem Hemiplegiker die forcierte Beugung des kranken Beines assoziierte Reaktionen in dem betroffenen Arm in Form verstärkter Beugung von Ellenbogen, Handgelenk und Fingern hervorruft. Wenn ein Hemiplegiker aufgefordert wird, in Rückenlage sein spastisches Bein gegen Widerstand der hypertonischen Strecker zu beugen, wird die dazu nötige Anstrengung immer zu einer Steigerung des Beugertonus im kranken Arm führen. Der gleiche Patient mag in der Lage sein, stehend den Arm in einer annehmbar gestreckten Stellung zu halten; sobald er aber sein betroffenes Bein anhebt, um einen Schritt zu machen, geraten Hand und Arm in Beugestellung. Während der ersten wenigen Schritte wird sich diese Beugung des Armes zu einem Höhepunkt steigern, der bei den einzelnen Patienten unterschiedlich ist. Arm und Hand verharren dann in der neuen Stellung vermehrter Beugung. Da die Patienten während eines großen Teiles des Tages umhergehen, kann eine Verminderung der Flexorenspastizität von Hand und Arm oder Wiedergewinnung der Gebrauchsfähigkeit der Finger nicht erwartet werden, solange assoziierte Reaktionen ablaufen.

Eine Erhöhung der Beugerspastizität in der Muskulatur des spastischen Armes und der Hand wird ebenfalls durch jede Tätigkeit der gesunden Hand wie Schreiben, Anziehen und andere zweckgerichtete Bewegungen hervorgerufen. Dieses ist sogar für jene Patienten ein Problem, die leichtere Grade einer Spastizität aufweisen und in der Lage sind, ihre betroffene Hand in einem gewissen Ausmaß zu gebrauchen. Solche Patienten benutzen ihren kranken Arm und die Hand kaum jemals spontan; sie müßten sich darauf konzentrieren und gebrauchen deshalb vorzugsweise die gesunde Hand. Das aber verstärkt den Beugertonus im kranken Arm, fördert die Spastizität und wirkt so der Wiedererlangung normaler Funktionen entgegen.

Es ist von Interesse, die nachteilige Wirkung der assoziierten Reaktionen bei kleinen Kindern mit Hemiplegie zu beobachten. Bis etwa zum 8. Le-

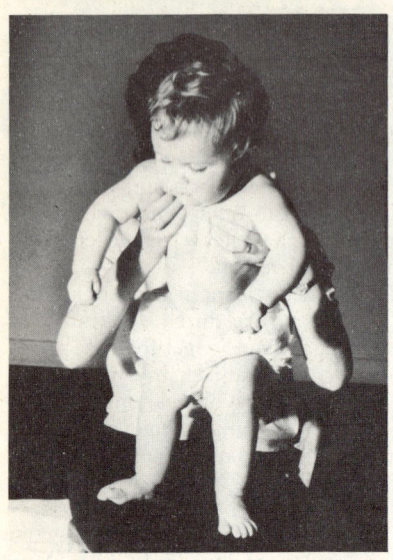

Abb. 21a

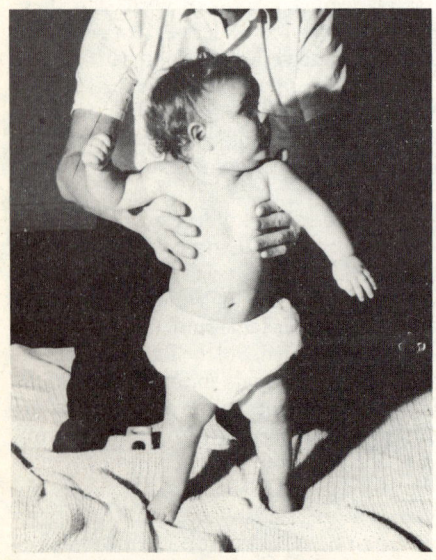

Abb. 21b

bensmonat ist die Diagnose schwierig, da die Spastizität in Arm und Bein nur leicht ist. Die betroffene Hand wird noch geöffnet, ist aber häufiger und längerfristig zur Faust geschlossen als die gesunde. Das Kind gebraucht die gesunde Hand noch wenig und hat noch keine Schwierigkeiten mit der Balance. Sobald jedoch das Kind anfängt, die gesunde Hand zu benutzen, schaut es selbstverständlich zu dieser Seite, wendet also das Gesicht von der betroffenen unbrauchbaren Hand ab.

Die willkürliche Bemühung, die gesunde Hand zu gebrauchen, wobei das Gesicht von der gelähmten fortgewendet ist, ruft assoziierte Reaktionen hervor mit vermehrter Beugung und Pronation des betroffenen Armes und der Hand (Abb. 21 a und b). Dies zeigt die Zusammenwirkung des asymmetrischen tonischen Nackenreflexes mit assoziierten Reaktionen. Das betroffene Bein entwickelt erst Spastizität mit Spitzfußhaltung, wenn das Kind beginnt, zu gehen und zu stehen. Erst später, wenn das Kind umherläuft, wird die Schwierigkeit, die Ferse zu Boden zu bringen, größer. Zur selben Zeit nimmt auch die Beugespastik in Arm und Hand weiter zu.

Der Einfluß von assoziierten Reaktionen auf das kranke Bein, die durch forcierte Kontraktionen des spastischen Armes entstehen, ist während der Behandlung zu beobachten, und zwar, wenn der Versuch gemacht wird, die willkürliche Streckung des Ellenbogens und der Hand zu erreichen.

Beispiel:

Ein älterer Mann litt an einer linksseitigen Hemiplegie nach Gefäßverschluß. Sein Bein war nahezu normal und wies lediglich eine leichte Spastizität auf. Die Koordination beim Gehen war normal. Er konnte seine Ferse zuerst auf den Boden aufsetzen, gut abrollen und beugte das Knie genug, um den Fuß vom Boden abheben zu können und ging ohne Zirkumduktion des Beines. Sein Arm jedoch zeigte einen beträchtlichen Beugerspasmus. Er konnte weder das Ellenbogengelenk strecken, noch den Arm heben, das Handgelenk strecken oder die Finger öffnen. Die Behandlung wurde auf das Ziel konzentriert, eine Extensorenaktivität zu erreichen. Die Armhebung wurde trainiert und Ellenbogenstreckübungen wurden aktiv und gegen Widerstand bei passiv in Streckstellung gehaltenem Handgelenk und Fingern ausgeführt.

Nach einigen Wochen war der Patient in der Lage, seinen Arm in Rückenlage zu heben und ihn im Sitzen und Stehen über die Horizontale zu bringen. Er konnte den im Schultergelenk vorgehobenen Arm im Ellenbogengelenk strecken. Der Arm zeigte jedoch nach einer solchen Streckung starken Widerstand gegen passive Beugung im Ellenbogengelenk. Dieser Widerstand gegen passive Beugung und die Unfähigkeit, das Ellenbogengelenk aktiv zu beugen, bestand nicht nur, wenn der Arm in der Schulter nach vorne gebracht war, sondern auch bei Hebung in Rückenlage. Im Handgelenk und den Fingern bestand noch eine beträchtliche, wenn auch etwas verminderte Spastizität der Beuger. Der Patient konnte das Handgelenk aktiv strecken, seine Finger zeigten dann aber eine Zunahme der Beugung.

Nach dreimonatiger Behandlung klagte der Patient über die Einwärtsdrehung

seines Fußes und über ein Steifheitsgefühl im Knie. Zu diesem Zeitpunkt zeigte er folgende Gangart:
Leichte Zirkumduktion des kaum im Knie gebeugten Beines, nach innen gedrehter Fuß mit Gewichtsverlagerung auf die Fußaußenseite. Der Fußballen wurde zuerst, die Ferse danach aufgesetzt. Seine Balance war unsicher geworden, und beim Gehen zeigte er eine starke Beugerverkrampfung des Armes. Bei der Untersuchung des Beines stellte sich heraus, daß ein beträchtlicher Widerstand gegen passive Beugung in der Hüfte und im Kniegelenk bestand, sowie gegen Adduktion in der Hüfte, wenn das Bein gebeugt war. Ebenso hatte sich der Widerstand gegen Dorsalflexion des Fußes erhöht, obgleich noch eine volle Dorsalflexion möglich war.

Dieses Beispiel enthüllt einen Behandlungsfehler und die Gefährlichkeit von Widerstandsübungen beim Spastiker. Die Verschlechterung des Zustandes des Beines, nämlich die Zunahme der Streckerspastizität, entwickelte sich aufgrund der wiederholten Beübung der Strecker des Ellenbogengelenkes.

Wie schon erwähnt, ist es wahrscheinlich, daß die unerwünschte Erhöhung des Tonus in den spastischen Muskeln als Folge von assoziierten Reaktionen nicht nur bei Hemiplegikern, sondern auch bei Diplegikern auftritt. Wird z. B. ein diplegischer Patient dazu gebracht, eine Hand im Sitzen zu benutzen, also in einer Position, die die Beugerspastizität begünstigt, so kann diese Anstrengung eine Zunahme der Beugerspastizität im kontralateralen Arm, im Nacken, Rumpf und in den Hüften auslösen. Solche Bewegungsaktivität kann mit der Zeit dazu beitragen, daß Beugedeformitäten entstehen.

Zunehmende Streckspastik mit Adduktion und Innenrotation der Beine ist bei diplegischen Säuglingen und Kleinkindern zu beobachten, die zunächst wenig Spastik und gute Flexions- und Abduktionsfähigkeit zeigen, bis sie lernen, den Boden entlang zu robben. Die Anstrengung der weniger betroffenen oberen Körperhälfte führt zu einer assoziierten Zunahme der Streckspastik der Beine. Dies kann zu Kontrakturen der Adduktoren und Einwärtsdreher der Hüften sowie der Knie- und Fußstrecker führen.

## Das Zusammenwirken von Haltungsreflexen

Zu obiger Interpretation der Wirkung der enthemmten tonischen Reflexe auf das motorische Verhalten von Patienten ist man durch Beobachtungen und Schlußfolgerungen gelangt. Es ist sehr schwierig, festzulegen, welcher Reflex die dominierende Rolle zu irgendeinem Zeitpunkt während des Ablaufes einer Reaktion spielt. Aus diesem Grunde mögen die Erklärungen, die eine spezifische Reaktion des Patienten dem Einfluß des einen oder anderen Reflexes zuschreiben, nicht in allen genannten Beispielen zutreffend sein. Ganz selten nur ist eine beobachtete Reaktion das Resultat des Einflusses nur eines einzigen Reflexes. Viel öfter entsteht die Reaktion als Ergebnis des Zusammenwirkens einer Vielzahl von Reflexen, von denen einige verstärkend, andere neutralisierend wirken und die dritten einander hemmen. Die ausgewählten Beispiele zeigen klar die Aktion des einen oder anderen zu diesem Zeitpunkt vorherrschenden Reflexes. Sie führt dann zu typischen und vorhersehbaren Tonusänderungen der gesamten Körpermuskulatur. Die kombinierte Wirkung von tonischen Reflexen wurde schon an einigen Beispielen erläutert, die die Dominanz einzelner tonischer Reflexe demonstrieren sollten. Bei der Beschreibung des gekreuzten Streckreflexes ist gezeigt worden, daß die positive Stützreaktion beim hemiplegischen Patienten den Extensorenspasmus des Standbeines verstärkt, wenn das gesunde Bein vom Boden abgehoben wird. Das Zusammenspiel von symmetrischen und asymmetrischen tonischen Nackenreflexen ist bei Patienten beschrieben worden, die ihr Körpergewicht kniend auf ihren ausgestreckten Armen so lange tragen können, wie ihr Kopf nach hinten zurückgeneigt ist. Bei Drehung des Gesichtes zur Seite beugen sie jedoch den hinterkopfseitigen Arm und strecken den gesichtsseitigen Arm starr aus.

Das Zusammenwirken von tonischen Labyrinth- und tonischen Nackenreflexen kann an vielen Fällen beobachtet werden. So wird z.B. ein Hemiplegiker in Rückenlage im befallenen Bein einen kräftigen Widerstand gegen passive Beugung zeigen, wenn das Gesicht zur erkrankten Seite gekehrt ist. Wird das Gesicht zur Gegenseite gedreht, vermindert sich der Widerstand gegen Beugung. Eine noch stärkere Verminderung des Extensorentonus in dem erkrankten Bein kann dadurch erreicht werden, daß man den Patienten mit dem Gesicht zur gesunden Seite in Bauchlage bringt. Eine komplette Hemmung der Extensorenspastizität der befallenen Seite läßt sich erzielen, wenn der Patient in den Kniestand gebracht wird. In dieser Position kann ein Beugerspasmus im Bein auftreten, und der Fuß, der vorher der passiven Dorsalflexion widerstand, wird sich nun im Sprunggelenk spontan beugen und der passiven Plantarflexion Widerstand bieten.

Ein anderes Beispiel kann man in der stellungsbedingten unterschiedlichen Reaktion des Diplegikers in Rückenlage oder im Sitzen sehen. Die Streckung des dem Gesicht zugekehrten Armes ist in Rückenlage maximal, wenn tonische Labyrinthreflexe den Extensorentonus steigern, der durch die asymmetrischen tonischen Nackenreflexe hervorgerufen wird. Der gleiche Patient kann jedoch in sitzender Stellung mit vornübergeneigtem Kopf den Arm nicht mehr strecken, wenn das Gesicht zu jener Seite gedreht ist. Falls ihm das doch gelingt, wird der Widerstand gegen passive Beugung im Ellenbogengelenk beträchtlich geringer sein als in Rückenlage.

WALSHE (1923) hat den modifizierenden Effekt der tonischen Nacken- und Labyrinthreflexe auf Stärke und Verteilung des Muskeltonus im Arm des hemiplegischen Patienten untersucht. Er fand verschiedene Formen von assoziierten Reaktionen im Arm des Hemiplegikers, die einer Positionsänderung des Kopfes in Relation zur Horizontalebene folgten, je nachdem ob sich der Patient in Rücken- oder Bauchlage oder seitlicher Lage befand. Er schrieb die aus diesen Lageveränderungen entstehenden Tonusveränderungen dem Einfluß der tonischen Labyrinthreflexe zu. Die ebenfalls erzielten Änderungen in Form von assoziierten Reaktionen bei Wechsel der Kopfposition in Relation zum Rumpf führte er auf den Einfluß von tonischen Nackenreflexen zurück. Die verschiedenartigen Kombinationen dieser Reflexe, die zuweilen einander verstärken und gelegentlich gegeneinander arbeiten, wurden von WALSHE an einem Fall von rechtsseitiger Hemiplegie nach Thrombose überprüft. Seine Beispiele zeigen die sich verändernden Reaktionen des betroffenen Armes des Patienten in fünf verschiedenen Kopf- und Körperpositionen. Die große Schwierigkeit bei der Interpretation der gekoppelten Aktion von Reflexen mag in folgenden Beispielen an den Reaktionen von Patienten illustriert werden:

1. Diplegiker können beim Stehen in der Lage sein, ihre Fersen so lange auf dem Boden zu halten, wie der Kopf vornübergebeugt ist. Sehen sie jedoch auf, oder wird der Kopf passiv angehoben, heben sie sich auf ihre Zehen. Dieses könnte als Folge der Wirkung von tonischen Labyrinthreflexen erklärt werden, die den Extensorentonus in den Beinen während der Dorsalflexion des Kopfes verstärken; im Hinblick auf den Einfluß der symmetrisch tonischen Nackenreflexe würde man aber in diesem Augenblick eine Beugung der Beine erwarten. Der gleiche Patient kann im Vierfüßlerstand bei zurückgeneigtem Kopf den Einfluß der symmetrisch-tonischen Nackenreflexe demonstrieren, wie z. B. Beugung der Beine und Streckung der Arme.

2. Wir beobachteten heftige asymmetrisch-tonische Nackenreflexe bei einem jungen diplegischen Patienten in Rückenlage. Bei Drehung des Gesichtes zu einer Seite streckten sich Gesichtsarm und -bein, die hinterkopfseitigen Extremitäten beugten sich. Lag der Patient auf dem Bauch, trat jedoch die gegenseitige Reaktion auf; die Gliedmaßen beugten sich beim Drehen des Kopfes zu dieser Seite stark, während die hinterkopfseitigen Glieder sich streckten.
Diese Umkehr des asymmetrischen tonischen Nackenreflexmusters in Bauchlage ist vielleicht einer Hemmung durch normale, aber primitive Kriechmuster zuzuschreiben.

TEMPLE FAY (persönliche Mitteilung) bemerkte, daß einige Kinder, die wegen der steifen Streckung ihres Gesichtsarms im asymmetrischen tonischen Halsreflex nicht selbständig essen konnten, dies wohl in einer „Beinahe-Bauchlage" fertigbrachten, wenn sie mit Aufstützen von Kopf und Armen stark vorgeneigt am Tisch saßen.

Wir haben viele derartige Reaktionen beobachtet, die zu erklären wir nicht in der Lage sind, die aber wohl der kombinierten Aktion gewisser Reflexe zugeschrieben werden müssen.

Das Zusammenwirken von tonischen Nacken- und tonischen Labyrinthreflexen ist von MAGNUS untersucht worden. Seine Beobachtungen an

Tieren mögen als Illustration für das Zusammenwirken zwischen verschiedenartigen Typen von Reflexen dienen.

Nach MAGNUS arbeiten tonische Nacken- und tonische Labyrinthreflexe, wenn beide aktiv sind, in der Weise zusammen, daß der Tonus eines jeden Muskels abhängig ist von der algebraischen Summe der Einflüsse von seiten der Propriozeptoren der Nackenmuskulatur und der Labyrinthe. Wenn z.B. die Strecker eines Armes eine Verstärkung ihres Tonus von den Labyrinthen und dem Nacken her erfahren, wird der zusammengefaßte Erfolg ein maximaler Streckertonus in diesem Arm sein. Wirken beide, Nacken und Labyrinthe, in Richtung auf eine Verminderung des Extensorentonus hin zusammen, wird das Ergebnis ein minimaler Extensorentonus im gleichen Arm sein. Wenn der Muskeltonus vom Labyrinth her verstärkt und vom Nacken her vermindert wird, muß das Resultat einen Kompromiß ergeben, der von der relativen Stärke dieser Einflüsse abhängig ist. So wird das Ellenbogengelenk gestreckt, wenn der Labyrintheinfluß dominiert, während bei vorherrschenden Nackenreflexen der Arm gebeugt wird. Sind die Reflexe in ihrer Stärke gleich, verändert sich der Winkel im Ellenbogengelenk überhaupt nicht.

MAGNUS führt aus:

„Diese Zusammenarbeit führt zunächst zu charakteristischen Haltungsreaktionen des dezerebrierten Tieres. Legt man eine Katze in Bauchlage auf den Tisch und beugt ihren Kopf nach vorne, so kommen die Labyrinthe in ihre Mittelstellung, und alle vier Gliedmaßen werden zur Entspannung hin tendieren. Die Einflüsse durch den Nacken erzielen eine Entspannung der Vordergliedmaßen und wirken hier im Sinne einer Zusammenarbeit, die sich in einer deutlichen Entspannung manifestiert, während die hinteren Gliedmaßen sich überhaupt nicht zu ändern brauchen, weil der Einfluß von seiten des Nackens und des Labyrinthes in entgegengesetztem Sinne wirkt. Wenn in Bauchlage der Kopf des Tieres nach hinten geneigt wird, führt die einsetzende Entfernung des Labyrinthes aus seiner Minimalposition zu einer Streckung aller vier Gliedmaßen. Die Nackenreflexe rufen eine Extension der vorderen Gliedmaßen und eine Entspannung der hinteren Gliedmaßen hervor. Der kombinierte Effekt besteht lediglich aus leichten Änderungen in den Hintergliedmaßen. Kopfbewegungen in ventraler oder dorsaler Richtung haben daher einen sehr starken Einfluß auf die Vordergliedmaßen, während ihr Einfluß auf die hinteren Gliedmaßen viel schwächer ist."

WALSHE (1923) hat eine Methode zur Bestimmung des relativen Übergewichtes von tonischen Hals- und Labyrinthreflexen bei Hemiplegikern angegeben. Er schlägt vor, den Patienten so in Seitenlage zu bringen, daß die gelähmte Seite nach unten und die gesunde nach oben kommt. Er fand heraus, daß nun bei Gesichtsdrehung nach oben (weg von der hemiplegischen Seite) eine assoziierte Streckung in dem hemiplegischen Arm lediglich dann eintrat, wenn die Labyrinthreflexe aktiv waren. Wurde der Arm jedoch gebeugt, überwogen die Nackenreflexe.

# Einführung in normale Haltungsreaktionen

In den vorausgegangenen Kapiteln wurden tonische oder statische Reflexe besprochen, die den Patienten mit Schäden des zentralen motorischen Neuron beeinflussen, nachdem sie der höheren Kontrolle entgleiten, d. h., daß sie überaktiv werden und das motorische Verhalten des Patienten bestimmen. Ihre Verbindung mit einem Muskelhypertonus von unterschiedlicher Stärke und Verteilung wurde erörtert. Spastik wurde verstanden als ein Enthemmungsphänomen mit gesteigerter tonischer Reflexaktivität, die in den Mustern der verschiedenen, sich überlagernden tonischen Reflexe koordiniert ist und zu einem Zustand führt, den man „abnorme und statische Haltungsreflexaktivität" nennen könnte. Er stört und hemmt normale Haltungsreaktionen, wie die Stell- und Gleichgewichtsreaktionen, die normale Schutzreaktionen von statokinetischem Charakter sind und die den automatischen Hintergrund für die Koordination unserer mehr willkürlich gewählten, erlernten Bewegungen darstellen.

Normale Haltungsreflexaktivität besteht aus einer großen Zahl statokinetischer Haltungsreaktionen, die zusammenwirken und sich gegenseitig verstärken. Sie kombinieren automatische Anpassungsbewegungen zu Haltungsveränderungen, wie den Stell- und Gleichgewichtsreaktionen, mit der Arbeit gegen die Schwerkraft und der Fixation proximaler Körperteile und Glieder für distal durchgeführte Bewegungen. Die ausgeglichene Zusammenarbeit statokinetischer Haltungsreaktionen beim gesunden Menschen macht mobiles Gewichttragen möglich. Haltungskontrolle ist dynamisch und bezieht eine große Auswahl gut koordinierter Bewegungsmuster und Tonusveränderungen ein.

KINNIER WILSON (1925) spricht über die Tendenz, rigoros und schematisch zu trennen zwischen Bewegung und Haltung ebenso wie zwischen kinetischen und statischen Muskelkontraktionen. Er sagt: „Allgemein gesprochen versteht man unter Willkürmotorik Bewegungen und unter Reflexmotorik Haltung. Jedoch muß dem Leser die Unmöglichkeit einer solchen Generalisation klar sein. Haltung wird oft willkürlich aufrecht erhalten, und so manche Reflexmotorik ist von eindeutig kinetischem Charakter. Bewegung ist in Wirklichkeit eine Serie von Haltungsveränderungen, und SHERRINGTON hat festgestellt, daß es nicht möglich ist, Haltungsreflexe von Bewegungsreflexen scharf zu trennen."

Die verschiedenen Haltungsreaktionen des Gesunden sind in bestimmten Mustern koordiniert, die allen Menschen gemeinsam und subkortikal kontrolliert sind. Obgleich sie automatisch auftreten, handelt es sich um aktive Bewegungen, ebenso aktiv wie willkürliche Bewegungen. CRITCH-LEY (1954) stellte in der Diskussion über Willkürbewegung fest, daß „alle assoziierten Muskelaktivitäten unbewußt reguliert werden und so zu Bewegungsharmonie führen, wobei die obersten Zentren den freiwilligen, willkürlichen bewußten Teil der Handlung ausführen, während alle anderen Bewegungskomponenten in den verschiedensten unbewußten Regionen stattfinden".

Die motorischen Muster normaler Haltungsreaktionen entwickeln sich beim Kind allmählich während der ersten Lebensjahre und sind von SCHALTENBRAND „Grundbeweglichkeit" genannt worden. Jede willkürliche und geschickte Bewegungsaktivität mit komplexen und selektiven Koordinationsmustern ist hergeleitet und entstanden auf dem Hintergrund automatischer Haltungsreaktionsmuster. Das heißt, daß „gewollte" Bewegungen nur teilweise willkürlich sind, da sie von automatischen Bewegungen und Tonusveränderungen gestützt und begleitet werden.

Der Entwicklungsablauf der frühen Kindheit gibt uns die Möglichkeit, die Entwicklung der Koordination zu studieren, insbesondere der Stell- und Gleichgewichtsreaktionen. Dieses Wissen ist nicht nur wichtig bei der Behandlung von Kindern, sondern gleich wichtig bei der Behandlung jedes Koordinationsdefektes, ob beim Kind oder beim Erwachsenen. Es ist deshalb von Bedeutung für die Behandlung aller Patienten mit Schäden des zentralen motorischen Neurons, bei denen Haltungsreflexaktivität und Haltungstonus abnorm sind, und bei denen viele der sehr wichtigen automatischen motorischen Muster normaler Haltungsreaktionen fehlen, Faktoren, die zu abnormer Ausführung willkürlicher Bewegungen führen (BOBATH 1969 a).

Der normale Haltungsreflexmechanismus besteht hauptsächlich aus zwei Typen automatischer Reaktionen, den Stellreflexen und den Gleichgewichtsreaktionen. Die ersten sind von SCHALTENBRAND (1925, 1926, 1927) an einer großen Zahl von Säuglingen und Kleinkindern studiert worden. Er hat ihre Erscheinungsfolgen während Wachstum und Entwicklung junger Kinder beschrieben und ihre Umwandlung und teilweise Hemmung während der Kindheit aufgezeigt.

Die allmähliche Entwicklung dieser Stellreaktionen erklärt den Entwicklungsablauf motorischer Fähigkeiten in verschiedenen Stadien des wachsenden Kindes, wie von GESELL u. AMATRUDA (1949), ILLINGWORTH (1960), ANDRÉ-THOMAS (1940), ANDRÉ-THOMAS u. Mitarb. (1952, 1960), McGRAW (1963) u.a. beschrieben. Gleichgewichtsreaktionen wurden untersucht und beschrieben von WEISZ (1938), ZADOR (1938), RADEMAKER (1935) u.a.

Beide Reaktionstypen entwickeln sich in festgelegter Reihenfolge. Während jedoch die Stellreaktionen von Geburt an aktiv sind, erscheinen die höher entwickelten und komplexeren Gleichgewichtsreaktionen erst um den 7. Lebensmonat, wenn Stellreaktionen bereits voll entwickelt sind. Die Stellmechanismen werden in die Gleichgewichtsreaktionen einbezogen, wenn auch Gleichgewichtsreaktionen und willkürliche Anstrengungen des Kindes die Muster der Stellreaktionen verändern, so daß einige teilweise gehemmt werden, einige auch zwischen dem 3. und 5. Lebensjahr ganz verschwinden.

# Stellreaktionen

## Tierexperimentelle Studien

Obgleich dezerebrierte Tiere, wenn sie auf die Beine gestellt werden, stehen können, sind sie dennoch unfähig, ihre Balance aufrecht zu erhalten oder ihre Lage zu korrigieren, wenn sie umgestoßen werden. Sie stehen allein unter dem Einfluß der oben beschriebenen tonischen Haltungsreflexe. Stellreflexe fehlen ihnen. MAGNUS (1926) zeigte in seinen Experimenten an Katzen und Hunden, daß eine Durchtrennung der Nervenbahnen in höherer Ebene, nicht unterhalb des am weitesten oral gelegenen Teiles des Mittelhirns, zu einer kompletten Veränderung in dem Verhalten des Tieres führt. Während bei Durchtrennung unterhalb dieser Ebene Dezerebrierungsstarre eintritt, führt der höhere Schnitt zu einer normalen Tonusverteilung und aktiven Stellreflexen. Demzufolge kann sich das Tier jetzt aufgrund seiner eigenen aktiven Bewegungen aufrichten und seine Balance auch gegen alle störenden Einflüsse aufrecht erhalten. Bei den von ihm untersuchten Tierarten fand MAGNUS kaum Unterschiede im motorischen Verhalten, wenn die Durchtrennung auf höherer Ebene ausgeführt wurde. So zeigte sich z.B. kein erwähnenswerter Unterschied, ob nun die Basalganglien belassen wurden oder nicht; jedoch konnte der Einfluß der optischen Stellreflexe auf die Haltung festgestellt werden, wenn das Vorderhirn intakt blieb. Einige Arten zeigten nach Entfernung des Kleinhirns übersteigerte Stellreflexe.

MAGNUS nannte diese Stellreflexe „allgemeine statokinetische Reaktionen des Mittelhirn- oder Thalamustieres".

Es gibt fünf Gruppen von Stellreflexen:
1. die Labyrinthstellreflexe auf den Kopf,
2. die Körperstellreflexe auf den Kopf,
3. die Nackenstellreflexe,
4. die Körperstellreflexe auf den Körper,
5. die optischen Stellreflexe.

## Labyrinthstellreflexe auf den Kopf

Sie dienen dazu, den Kopf in normaler Position im Raum zu halten. Sie wurden in folgender Weise geprüft:

Ein Tier mit intakten Labyrinthen, aber verbundenen Augen (um die Lagekorrektur durch das Sehen auszuschließen) wurde frei in der Luft in normaler Position gehalten. Der Kopf nahm ebenfalls seine normale

Stellung ein. Wenn nun das Gesäß des Tieres auf die Seite gedreht wurde, blieb der Kopf weiterhin in seiner normalen Stellung. MAGNUS konnte das Gesäß des Tieres von einer Seite zur anderen drehen, ohne die Position des Kopfes zu beeinflussen. Somit halten die Labyrinthstellreflexe den Kopf in seiner Raumorientierung, wobei die Schwerkraft das kontrollierende Element bildet.

## Körperstellreflexe auf den Kopf

Diese Reflexe werden durch Berührung der Körperoberfläche mit dem Boden hervorgerufen. Sie entstehen aufgrund der assymmetrischen Reizung der taktilen Endorgane der Körperoberfläche.
Sie wurden in folgender Weise geprüft:
Ein thalamisches oder intaktes Tier ohne Labyrinthe (um die Einwirkung der Labyrinthstellreflexe auf den Kopf auszuschließen) wurde in seitlicher Lage frei in der Luft gehalten. Es hielt dann wegen der fehlenden Labyrinthstellreflexe auf den Kopf seinen Kopf ebenfalls in Seitposition. Wurde das Tier nun in Seitlage auf den Tisch gelegt, stellte es den Kopf sofort in die normale Position um.

## Nackenstellreflexe

Die Nackenstellreflexe wirken auf den Körper ein und dienen dazu, ihn in einer Linie mit dem Kopf zu halten. Bei jeder Bewegung des Kopfes, während der der Körper selbst in seiner ursprünglichen Position bleibt, wird der Nacken gedreht, sei es bei Rotation, Dorsal- oder Ventralflexion. Dieses ruft einen Reflex hervor, durch den der Rumpf der Richtung der Kopfbewegung folgt. Dieser Reflex ergibt sich aus der Stimulierung der Propriozeptoren der Nackenmuskulatur.
MAGNUS untersuchte diesen Reflex bei Tieren, die sich aus Seitenlage aufsetzen. Er fand heraus, daß, nachdem der Kopf seine normale Stellung aus der Seitenlage wieder erreicht hatte (kombinierte Wirkung der Labyrinthstellreflexe und der Körperstellreflexe auf den Kopf), der Rumpf in der Seitenlage verharrt. Dabei wurde der Nacken gedreht. Dieses rief einen Reflex hervor – Nackenstellreflex –, durch welchen Brustkorb und Kopf in einer Linie ausgerichtet wurden. Zusätzlich fand sich eine Rotation in der Lendenregion, die ihrerseits einen ähnlichen Reflex auf die hintere Körperpartie ausübte, so daß schließlich der Körper ganz dem Kopf in die normale Sitzstellung nachfolgte.
MAGNUS beobachtete auch, daß Dorsalflexion des Kopfes zur Lordosierung der Wirbelsäule führt und daß eine Ventralflexion eine Krümmung des gesamten Körpers in ventraler Richtung hervorruft.
BROCK u. WECHSLER (1927) beschrieben diese Reflexkette wie folgt:

„Sobald sich der Kopf in seine richtige Lage ausrichtet, übermittelt die Nackenmuskulatur Reize zum Körper und bringt diesen dadurch in eine normale Position.

So setzt eine Kette von Reflexen ein, die bei den Labyrinth- oder Körperoberflächenreflexen beginnt. Sie wirken auf den Kopf ein, der seinerseits die Nackenmuskulatur aktiviert, welche ihrerseits die Muskulatur der Körperachse in kaudaler Richtung in Erregung versetzt."

## Körperstellreflexe auf den Körper

Diese Reflexe dienen dazu, den Körper in seiner normalen Position zu halten und zwar auch dann, wenn der Kopf nicht in seiner normalen Stellung steht. Wie die oben beschriebenen und auf den Kopf einwirkenden Stellreflexe ergeben auch sie sich aus der asymmetrischen Stimulation von taktilen Sinnesorganen der Körperoberfläche.
Sie wurden in folgender Weise geprüft:
Ein normales Tier wurde in Seitlage hoch gehalten und sein Kopf fest in der gleichen Position fixiert. Die Nackenstellreflexe hielten dann den Körper in der seitlichen Lage. Wenn nun das Tier mit seitlich fixiertem Kopf hingelegt wurde, richtete es den Körper trotz der Neigung der Nackenstellreflexe, den Körper seitlich zu halten, in die normale Position auf.

## Die optischen Stellreflexe

Diese Reflexe können beim thalamischen Tier nicht beobachtet werden, da sie von der Unversehrtheit der okzipitalen Hirnrinde abhängig sind. Bei höheren Säugetieren, wie Katzen, Hunden oder Affen mit einem intakten Hirn, tragen die Augen zur Orientierung des Kopfes bei. BROCK u. WECHSLER (1927) untersuchten Affen, die nach beiderseitiger Labyrinthektomie die Fähigkeit verloren hatten, den Kopf auszurichten. Sie fanden heraus, daß die Tiere diesen Verlust innerhalb von 14 Tagen dadurch kompensierten, daß sie die Augen zur Haltungsorientierung benutzten. Optische Stellreflexe spielen beim Menschen eine wichtige Rolle. Die Benutzung der Augen zur Haltungsorientierung ist in unserem motorischen Verhalten von dominierender Wichtigkeit. Dieses kann am Patienten mit Tabes beobachtet werden. Der Patient beginnt zu schwanken und fällt, wenn er aufgefordert wird, mit geschlossenen Augen und geschlossenen Füßen zu stehen (Rombergsches Zeichen). Die Krankheitsursache führt durch die Unterbrechung der Eigenreflexbahn zur sensorischen Ataxie. Die Stellreflexe können nicht regelrecht arbeiten, jedoch lernt der Patient diesen Verlust dadurch auszugleichen, daß er ein Objekt mit dem Blick fixiert und so die optischen Stellreflexe einsetzt.

# Stellreflexe und ihr Einfluß auf die motorische Entwicklung bei Säuglingen und Kleinkindern

Die Bewegungen des neugeborenen Kindes sind reflexartig und bleiben es die ersten Lebenswochen hindurch, bis allmählich die Kontrolle durch die Hirnrinde einsetzt (McGraw 1943). Diese frühen Primitivbewegungen wurden von Egan u. Mitarb. (1969) „primäre Reaktionen" genannt im Gegensatz zu „sekundären Reaktionen". Sie zeigen sich in totalen Beuge- oder Strecksynergien großer Teile des Körpers, besonders der proximalen, obwohl schon während der ersten Lebenswochen auch isolierte Bewegungen distaler Gliedmaßensegmente und des Mundes vorhanden sind. Mit der Reifung des Zentralnervensystems erscheinen neue und sekundäre motorische Formen in chronologischer Reihenfolge in bestimmten Stadien der kindlichen Entwicklung. Die älteren und primitiveren motorischen Muster werden modifiziert; sie werden mit der Entwicklung zentraler Hemmungsmechanismen zum Teil abgelegt, zum Teil in die neu auftretenden Bewegungsmuster eingebaut. Die Bewegungen werden vielfältiger, stärker differenziert, und kleinere Bezirke des Körpers werden unabhängig voneinander bewegt. Die totalen Beuge- und Strecksynergien werden aufgebrochen und mit vielen Abänderungen aus Teilen des früheren Totalmusters wieder hergestellt. Der Fortgang dieser Änderungen ist allmählich, kontinuierlich und erstreckt sich über die ersten fünf Lebensjahre. Viele der „sehr automatischen" Muster motorischer Haltungsreaktionen bleiben während des ganzen Lebens aktiv. Die Ähnlichkeit des motorischen Verhaltens von verschiedenen Kindern im gleichen Entwicklungsabschnitt ist von vielen Autoren unterstrichen worden. Gesell u. Amatruda (1949) und Illingworth (1960) haben aufgrund ihrer Beobachtungen eine Methode zur Abschätzung des Bewegungsalters von Kindern entwickelt.

Schaltenbrand (1925, 1927) hat dargelegt, daß die Stellreflexe eine bedeutende Rolle im motorischen Verhalten des heranwachsenden Säuglings und Kindes spielen. Im Gegensatz zum Tier, dessen Stellreflexe mit der Geburt vorhanden sind und die es ihm ermöglichen, sich sofort auf die Füße zu stellen, sind beim Menschen die Stellreflexe bei der Geburt unvollständig entwickelt. Lediglich die Nackenstellreflexe sind zu diesem Zeitpunkt nachweisbar, während die anderen in späteren Entwicklungsstufen des Kindes in Erscheinung treten. Darüber hinaus bleiben Stellreflexe in ihrer unveränderten Form, wie sie von Magnus bei Tieren beschrieben worden sind, nicht bestehen, sondern werden umgewandelt und teilweise abgelegt.

Die Stellreflexe, so primitiv sie auch sind, befähigen das Kind, sich zur

Seite zu drehen, sich in die Bauchlage zu rollen, seinen Kopf zu heben, auf Hände und Knie zu gelangen und zu sitzen. Obwohl somit das frühe motorische Verhalten des Kindes durch eine Gruppe von subkortikal integrierten Reflexen regiert wird, lernt das Kind bald, diese grundlegenden Koordinationsmuster für seine eigenen willkürlichen Bewegungen zu gebrauchen.

Zum Verständnis der Bewegungsstörungen der Patienten mit Schäden des Zentralnervensystems ist das Studium der Stellreflexe und ihrer Entwicklung bei normalen Kindern wesentlich. Wie später ausgeführt werden soll, zeigen diese Patienten entweder ein komplettes Fehlen oder ungenügende Entwicklung von Stellreflexen. In einigen Fällen können sie übersteigert auftreten und schlecht koordiniert sein.

SCHALTENBRAND (1925) teilt die Ergebnisse seiner Untersuchungen an 120 normalen Kindern verschiedener Altersstufen mit. Es wurden die Haltungs- und Bewegungsreaktionen der Kinder untersucht. Hier folgt ein kurzer Überblick über seine Ergebnisse.

## Labyrinthstellreflexe auf den Kopf

Die Kinder wurden mit verbundenen Augen (um die optischen Stellreflexe auszuschalten) frei in der Luft gehalten (um den Körperstellreflex auf den Kopf auszuschließen). Sie wurden dann mit beiden Händen am Becken umfaßt und langsam in verschiedene räumliche Positionen gebracht: Aufrecht, bäuchlings und rücklings sowie rechte und linke Seitenlage.

Beim Neugeborenen wurde festgestellt, daß der Labyrinthstellreflex fehlte oder nur sehr schwach war. Der Kopf hing bodenwärts als Folge der einwirkenden Schwerkraft. Bäuchlings und in Seitenlage wurden einige Male ruckartige Bewegungen des Kopfes in Richtung auf die normale Position registriert, aber sie waren ohne Ausdauer und nur kurz. Die Kinder ermüdeten rasch und konnten den Kopf in dieser Position höchstens für einige Sekunden halten. Im Verlauf der ersten Lebenswochen wurden die Versuche der Kopfeinstellung häufiger und kraftvoller; sie traten auch auf, wenn das Kind sich in Rückenlage befand. Ausgesprochene Labyrinthstellreflexe auf den Kopf wurden aber erst vom zweiten Lebensmonat ab gesehen. Dann versuchten die Kinder den Kopf in eine normale Position zu bringen – das Gesicht vertikal und den Mund horizontal –, wenn sie in irgendeine der oben beschriebenen Positionen gebracht wurden. Wurde ein Positionswechsel langsam durchgeführt, hatte man den Eindruck, daß der Kopf fest in der normalen Position verharrte. SCHALTENBRAND beobachtete auch bei älteren Kindern die Labyrinthstellreflexe auf den Kopf. Sie waren jedoch unbeständig. Er hatte entweder eine lange Zeit auf das Erscheinen der Reflexe warten müssen oder ihr Effekt verschwand nach kurzer Zeit. Diese Unbeständigkeit schreibt er die Fähigkeit des Kindes zu, den Reflex zu hemmen.

## Nackenstellreflex

Dieser Reflex wurde bereits bei der Geburt gefunden. Das Kind wurde in Rückenlage gebracht und sein Kopf entweder nach rechts oder links gedreht. Darauf folgte eine reflektorische Drehung der Wirbelsäule in Richtung auf die Kopfdrehung. Wurde das Becken fixiert, folgten Schultergürtel und Rumpf dem Kopf; wurde der Thorax festgehalten, drehte sich das Becken in die entgegengesetzte Richtung wie der Kopf. War der Reflex kräftig, führte die Kopfdrehung zu einer heftigen Drehung des Körpers als Ganzes in Richtung der Kopfrotation. In dieser Bewegungsform stellte SCHALTENBRAND den Reflex beim Neugeborenen fest. Er konnte noch ziemlich leicht bei Kindern im Alter von drei bis vier Jahren ausgelöst werden. Im Alter von fünf Jahren wurde er unbeständig und konnte häufig nur bei der Erstuntersuchung gesehen werden. In dieser Altersstufe erwirbt das Kind die Fähigkeit, den Reflex willkürlich zu unterdrücken.

PAINE u. OPPÉ (1966) schreiben:

„Der gesunde neugeborene Säugling zeigt ein Phänomen, welches einem echten Halsstellreflex sehr ähnlich sieht. Der Untersucher kann den Körper zur Seite drehen, indem er den Kopf wendet. Dies ist beim Neugeborenen jedoch ein weiches, unmittelbar auftretendes Drehen, das lediglich auf dem allgemeinen Hypertonus beruht und bei guter Beobachtung klar von dem zweiphasigen Halsstellreflex zu unterscheiden ist, der später im ersten Lebensjahr beobachtet wird."

## Körperstellreflex auf den Kopf

Dieser Reflex konnte bei Kindern nicht isoliert studiert werden, da der Labyrinthstellreflex auf den Kopf mit ihm harmonisch eng zusammengeht. Wie bei Tieren wird der Reflex durch die asymmetrische Berührung der Körperoberfläche mit der Unterlage ausgelöst.

## Körperstellreflex auf den Körper

Wie der Körperstellreflex auf den Kopf wird dieser Reflex durch die asymmetrische Reizung der sensorischen Rezeptoren der Körperoberfläche hervorgerufen. Die Prüfung dieses Reflexes ist sehr schwierig, da sie den Ausschluß der Sehfähigkeit und der Labyrinthe erfordert. Obgleich er nicht in der Lage war, diesen Reflex isoliert zu untersuchen, konnte SCHALTENBRAND sein Auftreten in der wechselnden Folge von Bewegungen bei Kindern beobachten, die sich aus der Rückenlage aufsetzten. Die Entwicklung der Aufrichtung aus der Rückenlage läuft beim Menschen wie folgt ab:

Wird ein Säugling mit dem Rücken flach auf den Tisch gelegt, so wird sich sein Kopf nach kurzer Zeit zur Seite drehen und bald danach der ganze Körper dem Kopf folgen (Ausdruck der Tätigkeit des Nackenstellreflexes). SCHALTENBRAND gibt an, daß die Bewegung oft den Eindruck vermittelte, als ob der Säugling versuchte, unter willkürlicher Anstrengung auf die Seite zu gelangen. Dies ist wahrscheinlich dem wachsenden Anteil der Willenstätigkeit zuzuschreiben, die nach der Periode der reinen reflektorischen Seitdrehung mit ins Spiel kommt. Das Kind benutzt dann die Bewegungsmuster des Nackenstellreflexes willkürlich.

In der zweiten Hälfte des ersten Lebensjahres drehen sich die Kinder mehr und mehr in die Bauchlage. Meistens drehen sie zuerst den Kopf um die Körperachse, dann den Schultergürtel und schließlich das Becken. Schon hierin liegt eine Abwandlung des Nackenstellreflexes durch den Körperstellreflex auf den Körper. Der Körper folgt dem Kopf nicht länger mehr en bloc, sondern es findet bei der Seitdrehung eine Rotation zwischen Schultergürtel und Becken statt und eine weitere Drehung um die Körperachse, welche die Wendung in die Bauchlage möglich macht. Liegt das Gesicht flach auf, heben die Kinder dank der Kombination des Labyrinthstellreflexes auf den Kopf und des Körperstellreflexes den Kopf in eine normale Position und kriechen auf allen vieren, eine sehr charakteristische Haltung dieses Alters. (Bei der Einnahme dieser Haltung spielt wahrscheinlich der Nackenstellreflex bei der Lordosierung der Wirbelsäule eine Rolle, während der symmetrische tonische Nackenreflex seinen Anteil bei der Streckung der Arme und Beugung der Beine hat.) Mit der Zeit lernen die Kinder, sich aufzurichten und aus dieser Stellung heraus schließlich auf die Beine zu gelangen. Gibt man den Kindern Hilfestellung, so daß sie sich selbst mit ihren Händen in eine Sitzhaltung hochziehen können, muß die Drehung um die Körperachse nicht unbedingt erfolgen.

Bei dieser Art der Aufrichtung ist die Drehung um die Körperachse ein charakteristisches Merkmal. Sie ist weitgehend dem Körperstellreflex auf den Körper zuzuschreiben, obgleich andere Stellreflexe, wie der Nackenstellreflex und der Labyrinthstellreflex auf den Kopf ihre Rolle im Ablauf der Bewegung spielen. Man kann sagen, daß eine Kette von Stellreflexen den Bewegungsablauf bewerkstelligt.

EGAN u. Mitarb. (1969) nennen diese Reaktion „Umdreheffekt" und sagen: „Wenn man den Kopf des Kindes bei Rückenlage wendet, drehen sich zuerst die Hüften und Beine und dann Schulter und Arme in Richtung des Kopfes. Diese Reaktionen vom Rumpf auf den Kopf und vom Kopf auf den Rumpf sind die Grundlage für das Umdrehen."

Im zweiten und dritten Lebensjahr wird ein Wechsel offensichtlich. Die Kinder vereinfachen den Übergang aus der Rückenlage zum Sitzen und benutzen dazu nur eine teilweise Drehung um die Körperachse, wobei das Becken auf einer Seite mit der Unterlage in Kontakt bleibt, während sie sich selbst vornehmlich auf der gleichen Körperseite mit den Armen abdrücken. (Dies bedeutet, daß der Körperstellreflex auf den Körper schwächer geworden ist.) Der Schultergürtel wird in dieser Phase noch streng um die Körperachse gedreht. Bald danach umgehen die Kinder die Drehbewegung und entwickeln die Aufstehweise der Erwachsenen, d. h.

der Körper wird mit Hilfe der Arme, die gegen die Unterstützungsfläche drücken, symmetrisch bis in die sitzende Position angehoben. (Der Körperstellreflex auf den Körper ist in diesem Stadium gehemmt worden.) Aus dem Sitz gelangen sie durch eine Vorwärtsbewegung auf die Füße. Dieser Entwicklungsprozeß endet im Alter von ungefähr vier oder fünf Jahren. Jeder Mensch macht demnach das Entwicklungsstadium eines Vierfüßlers durch, indem die Körperstellreflexe auf den Körper eine wesentliche Rolle spielen, und nur langsam entwickelt sich die für den Menschen spezifische symmetrische Art der Aufrichtung.

SCHALTENBRAND (1925) beschrieb eine Reflexgruppe, die bei Säuglingen und jungen Kindern beobachtet wurde und die nicht im engeren Sinne zu den Stellreflexen gehört, aber Bewegungsreaktionen darstellt, die durch Stimulation der Bogengänge ausgelöst werden. Wie die Stellreflexe erscheinen auch sie zu bestimmten Altersstufen in der kindlichen Entwicklung:

1. die „Sprungbereitschaft" oder „schützende Streckung der Arme",
2. die Liftreaktion,
3. der Landau-Reflex.

## „Schützende Streckung der Arme" oder Sprungbereitschaft

Dies ist ein besonderer Reflextyp, der jener Stellung gleicht, die ein Tier bei der Landung nach einem Sprung einnimmt (BROCK u. WECHSLER 1927). Die Reaktion wurde von SCHALTENBRAND bei älteren Kindern beobachtet. Das Kind wurde am Rumpf frei in der Luft gehalten und dann schnell nach vorne bewegt, woraufhin sofort die Arme gestreckt und die Finger gespreizt und gestreckt wurden. SCHALTENBRAND nahm an, daß diese Reaktion das einzige Überbleibsel des Moro-Reflexes ist und auch im Erwachsenenalter wirksam bleibt. Sie ist die Ursache für eine Anzahl von typischen Unfällen, wie Abschürfungen der Handflächen, Radiusfrakturen, Ellenbogensubluxationen und Frakturen des Schlüsselbeines.

Diese Reaktion verläuft nicht nur vorwärts und abwärts sondern auch seitwärts und rückwärts. Es ist eine Schutzreaktion gegen das Fallen und hilft dem Kind zur Rumpfbalance im Sitzen. Die Reaktion besteht aus zwei Phasen:

1. Extension von Arm, Handgelenk und Fingern, die in Richtung Boden oder Unterstützungsfläche ausgestreckt werden,
2. Gewichtsübernahme auf den aufgestützten Arm. Sie entwickelt sich in der Vorwärtsrichtung um den 6. bis 7. Lebensmonat, seitwärts um den 8. Monat und rückwärts zwischen dem 10. und 12. Monat.

Diese Schutzreaktionen bleiben das ganze Leben erhalten.

## Liftreaktion

Die Liftreaktion des Kopfes und der Extremitäten wurde zuerst von MAGNUS beschrieben. Zur Untersuchung wurde die Person an Händen und Knien auf einen Tisch plaziert und der Tisch dann auf- und abwärts bewegt. Bei Beginn der Aufwärtsbewegung beugten sich die Arme, und der Kopf wurde gesenkt; am Ende der Bewegung waren die Arme gestreckt und der Kopf erhoben. Beim Senken des Tisches trat die gleiche Reaktion in umgekehrter Reihenfolge auf. SCHALTENBRAND beobachtete die Liftreaktion bei 50% aller Neugeborenen. Regelmäßig war sie aber erst nach ungefähr sechs Lebensmonaten nachweisbar.

## Landau-Reflex

Dieser Reflex ist eine Kombination von Stellreflexen mit einer tonischen Kontraktion der Rücken- und Extremitätenmuskeln. Er erscheint ungefähr im Alter von fünf Monaten. SCHERZER u. TSCHARNUTER (1982) beschreiben ihn folgendermaßen:

„Das Anheben des Kopfes in Bauchlage löst eine Kettenreaktion der Streckung gegen die Schwerkraft aus. Vollständige Streckung gegen die Schwerkraft äußert sich in der Landau-Reaktion zwischen dem fünften und achten Monat, zuerst in Bauchlage und dann in ventraler Suspension ... In der Landau-Reaktion strecken sich Nacken und Rumpf, und die Beine gehen in Streckung, leichte Abduktion und Außenrotation der Hüften, Streckung der Knie und meistens Dorsalflexion der Fußgelenke." Hebt man ein Kind bäuchlings und nur in Ventralsuspension gehalten vom Tisch ab, wird es zuerst den Kopf anheben, so daß sein Gesicht in der Vertikalen steht. Dies geschieht aufgrund des Labyrinthstellreflexes auf den Kopf. Nach Heben des Kopfes tritt eine tonische Streckung der Wirbelsäule und der Beine ein, die so kraftvoll sein kann, daß der gesamte Körper des Kindes sich nach dorsal streckt. (Die Streckung der Wirbelsäule bei Dorsalflexion des Kopfes wurde von SCHALTENBRAND dem Einfluß des symmetrisch tonischen Nackenreflexes zugeschrieben, während BYERS [1938] ihn als eine besondere Form des Nackenstellreflexes interpretierte.) Wenn bei überstreckter Lage des Kindes der Kopf nach unten gedrückt wird, verschwindet der Extensorentonus augenblicklich, und das Kind klappt wie ein Taschenmesser zusammen. SCHALTENBRAND beobachtete diesen Reflex in reiner Form bei 10% der Kinder. Er fand Spuren des Reflexes bei allen Kindern zwischen ein und zwei Jahren.

# Primäre und sekundäre Reaktionen

Strenggenommen gehören primäre Reaktionen nicht zusammen mit den Stell- und Gleichgewichtreaktionen, aber sie sind wichtig in der Untersuchung und frühen Diagnostik von Säuglingen.

In der Tat stellen sie eine Gruppe angeborener primärer Funktionen dar, die bei gesunden Säuglingen während der ersten zwei Lebensmonate ausgelöst werden können und allmählich verschwinden oder aber Teil der sogenannten Sekundärreaktionen werden. Sekundärreaktionen treten im Alter von vier bis sieben Monaten auf und persistieren partiell. Daß die primären Reaktionen nicht erlernt, sondern angeboren sind, kann man daran erkennen, daß sie auftreten, bevor der Säugling sie in willkürlichen Aktivitäten benutzt. Beschrieben wurden sie von ANDRÉ-THOMAS u. Mitarb. (1960) und von EGAN u. Mitarb. (1969). Es folgt eine Aufzählung solcher Abläufe, die in einer Beziehung zu den Stellreflexen stehen:

1. Kopfstellreflex,
2. primäres Stehen (positive Stützreaktion),
3. automatisches Schreiten (Schreitreflex),
4. Moro-Reflex,
5. Plazierungsreaktion,
6. Seitneigereflex (Galant-Reflex),
7. gekreuzter Streckreflex,
8. Fluchtreflex,
9. Landau-Reflex,
10. schützende Streckung der Arme (Sprungbereitschaft),
11. Finger-Greifreflex,
12. Zehen-Greifreflex,
13. Umdrehreaktion,
14. Balancereaktionen.

## Kopfstellreflex

„Das neugeborene Kind kann in vertikaler Haltung momentan seinen Kopf aufrecht halten. Mit 10 Wochen hebt es in ventraler Schwebelage den Kopf so, daß das Gesicht vertikal und der Mund horizontal stehen" (EGAN u. Mitarb. 1969).

## Primäres Stehen (Stützreaktion)

„Das neugeborene Kind wird senkrecht gehalten mit den Fußsohlen auf der Unterlage. Es kommt zum langsamen Stellen der einzelnen Segmente der unteren Gliedmaßen. Man kann den Effekt auslösen durch Unterstützung eines Beines. Der Stand ist fest und kann auf jedem Bein getrennt geprüft werden. Das Stellen ist oft zunächst inkonstant. Es kann manchmal durch passive Extension des Kopfes erleichtert werden."

## Automatisches Schreiten (Schreitreflex)

„Wenn das neugeborene Kind aufrecht gehalten wird, die Füße am Boden, und zunächst sanft vorwärts bewegt wird, beginnt es zu schreiten und braucht nicht mehr vorwärts geschoben werden. Die Koordination dieses Schreitens ist gut, der Rhythmus regelmäßig. Die Ferse wird bei starker Fußdorsalflexion zuerst aufgesetzt." MCKEITH (1964) fand, daß automatisches Schreiten durch passive Kopfstreckung noch ausgelöst werden kann, wenn die Reaktion schon verschwunden ist.

## Moro-Reflex (Schreckreaktion)

In den ersten drei bis vier Monaten ereignet sich beim Rückwärtsschwingen des kindlichen Kopfes eine plötzliche Extension und Abduktion der Arme mit Öffnen der Hände, dem eine Beugung zur Mittellinie folgt.

Dieser Reflex, ausgelöst durch eine Anzahl von Reizen, wie die Bewegung der Unterstützungsfläche, Antippen des Unterleibs, plötzliche passive Streckung der Beine oder Ins-Gesicht-Blasen ist eine charakteristische Reaktion bei Säuglingen. Die Reaktion besteht in einer Abduktion und Streckung der Arme aus ihrer gewöhnlichen Beugestellung heraus. Danach werden die Arme häufig im Schultergelenk adduziert und gebeugt auf den Körper gelegt. Gleichzeitig führen die Beine eine ähnliche Bewegung aus („Umklammerungs- oder Umarmungsreflex"). Häufig endet die Streck- und Abduktionsphase mit der Einnahme einer tonischen Nackenreflexhaltung. MAGNUS beschrieb schon 1912 eine kräftige Reaktion der Arme, die bei einem normalen Säugling auftrat, wenn er nach rückwärts umgekippt wird. Er nannte diese Reaktion eine Labyrinthreaktion (Bogengangreflex) und zeigte, daß sie ebenfalls auftritt, wenn der Nacken fixiert wird.

Der Moro-Reflex ist während der ersten drei Lebensmonate auslösbar, wird dann schwächer und verschwindet schließlich im Alter von sechs Monaten. SCHALTENBRAND konnte den Moro-Reflex bei Säuglingen durch passive Bewegungen, besonders des Kopfes, auslösen. Er bewies das, indem er ein Kleinkind durch Umfassen des Rumpfes hielt und es in einer geraden Linie in beliebiger Richtung bewegte. Daraufhin trat eine Extension und Abduktion der Gliedmaßen auf. Er nannte diese Bewegungsformen „Reaktionen auf Progressiv-Bewegungen". Die gleiche Reaktion trat auf, wenn das Kind um die Längsachse gedreht oder nach vorn, zur Seite und nach hinten umgekippt wurde. Die Reaktion war beim Rückwärtskippen am kräftigsten. SCHALTENBRAND regte an, diese charakteristischen Bewegungsreaktionen des Kindes von dem Sammelbegriff „Moro-Reflex" zu trennen und „Reaktionen auf Drehung, Kippen und Progressiv-Bewegungen" zu nennen.

ANDRÉ-THOMAS u. Mitarb. (1960) berichten, daß der Moro-Reflex nachläßt, bis er im Alter von 2 Monaten nur noch zur Abduktion und Erhebung der Arme führt, Handgelenke und Finger aber nicht voll gestreckt werden. Es scheint, daß die Fähigkeit des Kindes, seinen Kopf gegen das Rückwärtsfallen aufzurichten, also seine Beugeaktivität gegen die Schwerkraft einzusetzen, den Moro-Reflex abschwächt und die ausgesprochene Streckung der Arme und Hände hemmt. Der Moro-Reflex wird endgültig um den 6. Lebensmonat gehemmt, wenn das Kind sich auf die gestreckten Arme stützen kann, d.h., wenn es die schützende Vorstreckung der Arme erworben hat. Als „letztes Überbleibsel des Moro-Reflexes" kann man die Streckung und Abduktion der kindlichen Finger ansehen, wenn es den Boden erreicht. Die Arme fliegen nicht mehr hoch und zurück, sondern dienen der Schutzfunktion.

## Plazierungsreaktion (Placing response)

### Untere Gliedmaße

„Das Kind wird gehoben und der eine Fußrücken wird gegen die Tischkante gedrückt. Die Reaktion besteht aus der Beugung verschiedener Beinsegmente, wobei der Fuß über den Tisch gebracht wird (erstes Stadium) und Extension der Gliedmaße bei aktivem oder passivem Kontakt der Fußsohle mit dem Tisch (zweites Stadium). Diese Reaktion kann nach den ersten zehn Lebenstagen ausgelöst werden. Das zweite Stadium entwickelt sich in derselben Weise wie das Stellen mit den Füßen auf den Boden." (ANDRÉ-THOMAS u. Mitarb. 1960).

### Obere Gliedmaße

„Das Kind wird gehalten und ein Handrücken wird unter den Tischrand gelegt. Die verschiedenen Segmente des Armes beugen sich, so daß die Hand auf den Tisch kommt. Vollständige Streckung des Armes geschieht nicht vor dem 3. oder 4. Monat." (ANDRÉ-THOMAS u. Mitarb. 1960). Es scheint, daß diese Reaktion verdeckt wird von der Sprungbereitschaft, wenn das Kind etwa 6 Monate alt ist und den Tisch vor sich sehen kann.

## Rumpfseitneigereaktion (Galant-Reflex)

In Ventralsuspension bewirkt Hautstimulation zwischen 12. Rippe und Darmbeinkamm eine Seitbiegung des Rumpfes zur stimulierten Seite, den

Galant-Reflex, der recht konstant eintritt. Nach GALANT ist diese Reaktion in den ersten beiden Monaten am stärksten und schwächt sich danach ab. Man hält es für ein phylogenetisch altes Muster auf der Stufe von Amphibien und Reptilien (PEIPER 1961, 1963).

## Gekreuzter Streckreflex

Wenn man die Sohle des linken Fußes bei gestrecktem Bein reizt, kommt es am rechten Bein zur Beugung und dann zur Streckung und Adduktion, wobei sich die Zehen strecken und fächern. Der gekreuzte Streckreflex verschwindet gewöhnlich vor dem Ende des ersten Lebensmonats, danach kommt es auf den Stimulus hin zu einer länger anhaltenden Beugung des gegenseitigen Beins.

## Fluchtreflex

Ein spitzer Reiz an der Fußsohle verursacht Zehenstreckung, Fußdorsalflexion und Beugung von Knie und Hüfte. Es ist nicht nötig, den Stimulus zu wiederholen, die Reaktion ist lebhaft und die Latenzzeit kurz.

## Landau-Reflex

Siehe S. 71 f.

## Schützende Streckung der Arme (Sprungbereitschaft)

Es handelt sich um eine Sekundärreaktion. Mit sechs bis acht Monaten bewegt ein Kind, welches am Rumpf gehalten nach unten bewegt wird, seine Arme zum Tisch hin, es sucht die Aufstützfläche. Die Streckung der verschiedenen Segmente einschließlich der Finger ereignet sich noch vor dem Kontakt mit dem Tisch. Der Kontakt findet mit der Innenfläche der Hand statt, ist kräftig genug, um das Körpergewicht abzustützen. Man muß jeden Arm einzeln testen. Zunächst kommt es zum Kontakt mit der gefausteten Hand. Die „Sprungbereitschaft" ist mit sechs Monaten nachweisbar, das Seitwärtsstützen aus Sitz ab sechsten bis achten Monat und das Abstützen nach hinten ab zehnten bis zwölften Monat.

## Tonischer Fingergreifreflex

„Leichter Druck auf die Metakarpophalangealregion führt zur Fingerbeugung, der Daumen geht nicht in Opposition, sondern schlägt sich ein. Die Reaktion ermüdet nach wiederholten Stimuli. Sie verändert sich von einem Augenblick zum nächsten und kann nicht als Reflex angesehen werden. Wenn man an einem Gegenstand zieht, den der Säugling erfaßt hat, ist der Griff kräftig genug, um den Gegenstand zu halten, sogar dann, wenn der Zug zur Streckung des Arms und zum Abheben des Rumpfes von der Unterlage führt. Wenn man einen Stock in die Hand des Neuge-

boren gibt, greift es ihn. Auf diese Weise kann es sich anklammern, und
die Hände können das Gewicht des Säuglings kurzfristig tragen. Dies
währt manchmal eine Minute und länger, bis der Griff sich löst." (PEIPER
1961).
Der Reflex stellt ein phylogenetisches Überbleibsel dar aus der Zeit, als
das Junge sich am Fell der Mutter unter ihrem Bauch anklammerte, wie
wir es bei Affen sehen können. Er ist kaum noch auslösbar nach dem
Alter von vier bis fünf Monaten, wenn das willkürliche Greifen beginnt.

## Tonischer Greifreflex der Zehen

Der Zehengreifreflex wird durch starken Druck auf den Fußballen ausgelöst. Er zeigt sich als tonische Beugung aller fünf Zehen, die das Reizob-
jekt greifen. Der Reflex ist schwächer als im Handbereich, aber immer
auslösbar. Er besteht normalerweise bis zum Ende des ersten Lebensjahres.

## Umdrehreaktion

Dies ist eine Sekundärreaktion. „In der Neugeborenenperiode erfolgt auf
Drehung des Kopfes eine solche des Rumpfes fast wie ein Block. Wenn
das Kind älter wird, setzt eine komplizierte Folge von Reaktionen ein, die
man beim Umdrehen des Kindes beobachtet. Stellreflexe mit Rotation,
gut beschrieben von MILANI-COMPARETTI u. GIDONI (1967), entwickeln
sich ab vierten Monat. Wenn man aus Rückenlage den Kopf des Kindes
zur Seite dreht, folgen zuerst die Hüften und Beine dieser Bewegung und
danach die Schultern und der Thorax. Diese Stellreaktion des Kopfes auf
den Körper ist die Basis für das Drehen." (EGAN u. Mitarb. 1969).

## Balancereaktionen

Dies sind ebenfalls Sekundärreaktionen. Sie halten Kopf und Körper
einander zugeordnet im Raum, bringen den Kopf zur Aufrichtung und
den Körper zur Ausrichtung mit ihm. Die Seitenbalance wird untersucht,
indem man das Kind aufrecht hält und es zu einer Seite kippt. Mit vier
Monaten richtet es den Kopf um 30 Grad bis zum Geradstand der Augen
auf. Mit fünf Monaten biegt sich auch die Wirbelsäule kompensatorisch
auf, aber das Kind, was diese Reaktionen schon zeigt, wenn man es
entsprechend hält, setzt sie noch nicht ein, wenn es zuerst hingesetzt wird.

# Stellreflexe, am Patienten beobachtet

Das Auftreten von Stellreflexen bei Patienten hängt weitgehend vom Muskeltonus ab. Die Enthemmung tonischer Reflexe in Verbindung mit abnorm erhöhtem Muskeltonus kann einen ernstzunehmenden hemmenden Effekt auf die statokinetischen Reaktionen ausüben.

Diese Ansicht wird von SCHALTENBRAND (1927) gestützt, der den Einfluß von enthemmten abnormen Haltungsreflexen auf das motorische Verhalten von Patienten mit zerebralen Schäden untersucht hat. Er unterteilte die Patienten in zwei Gruppen, je nach Schwere des Falles. Das erste Syndrom, und zwar das schwerere, nannte er „komplette dezerebrierte Starre, charakterisiert durch extrem primitive Haltungsreflexe". Es besteht aus:

1. Erhöhung des Muskeltonus,
2. ungleicher Verteilung des Tonus mit Bevorzugung der der Schwerkraft entgegenwirkenden Muskeln,
3. tonischen Nacken- und tonischen Labyrinthreflexen, die auf die Gliedmaßen einwirken,
4. dem Moro-Reflex (normalerweise bei Säuglingen unter drei Lebensmonaten vorhanden),
5. dem Verlust der Stellreflexe,
6. gesteigerten Sehnenreflexen.

Das zweite Syndrom betrachtet er als Folge eines etwas weniger ausgedehnten Schadens des motorischen Systems und nannte es „das Vierfüßlersyndrom". Es besteht aus:

1. positiven Nackenstellreflexen (normalerweise bei Säuglingen auslösbar),
2. der primitiven Form des Aufstehens und der Unfähigkeit, sich symmetrisch aufzusetzen,
3. Schwierigkeiten beim aufrechten Stehen (nicht aufgrund lokaler muskulärer Schwächen),
4. der Beeinträchtigung differenzierter willkürlicher Bewegungen.

Beim Vergleich dieser zwei Syndrome können wir feststellen, daß der entscheidende Unterschied darin liegt, daß die erste Gruppe tonische Reflexe bei Verlust von Stellreflexen aufweist, während Stellreflexe in der zweiten Gruppe vorhanden sind. Die Meinung, daß die enthemmten tonischen Reflexe die statokinetischen Reflexe unterdrücken, fußt auf unseren Beobachtungen bei Patienten unter der Behandlung. Hat man in der Hemmung der abnormen tonischen Reflexaktivität und in der Verminderung der Muskelspastik bei Patienten, die das erste Syndrom aufweisen, Erfolg, treten Stellreflexe entweder spontan auf, oder ihr Erscheinen kann durch bestimmte Behandlungstechniken erleichtert werden. Dies erhellt die interessante Tatsache, daß sogar in sehr schweren Fällen oft höhere Reaktionen potentiell vorhanden sind. Sie unterliegen der Hemmung durch abnormal heftige tonische Reflexe. Durch die Therapie kann man oft erfolgreich Stellreflexe bei Patienten der ersten Gruppe freisetzen und so diese in die zweite Gruppe überleiten. Schwere Fälle der ersten Gruppe konnten in das Vierfüßlerstadium gebracht werden. Sie lernten knien, normal kriechen und im Sitzen ihre Hände gebrauchen. Normales Stehen und Gehen jedoch konnte gewöhnlich in diesen Fällen nicht erzielt werden, wahrscheinlich weil die Gleichgewichtsreaktionen vollständig fehlten. Bei den Patienten, die das weniger schwere zweite Syndrom zeigten, konnten Gleichgewichtsreaktionen gewöhnlich gebahnt werden. Die Patienten konnten Stehen und Gehen in normaler oder annähernd normaler Weise lernen.

Die Prüfung von einzelnen Stellreflexen bereitet große Schwierigkeiten, da sie in enger Koppelung miteinander auftreten. Da sie außerdem nur bei den leichter betroffenen Patienten vorhanden sind, die willkürliche Bewegungen ausführen können, wird das Bild noch komplexer. Die Unterteilung in leichte und schwere Fälle ist nicht so klar abgegrenzt, wie die Tabelle von SCHALTENBRAND denken läßt. Es gibt Fälle, die zwischen diese Gruppen einzureihen sind, und die eine tonische Reflexaktivität von geringerer Stärke oder flüchtigem Charakter und häufig den einen oder anderen der Stellreflexe aufweisen.

## Prüfungsmethoden von Stellreaktionen

*Der Labyrinthstellreflex auf den Kopf* wurde nach SCHALTENBRAND geprüft, indem man das Kind frei in der Luft hielt. Während das Kind in verschiedene Lagen im Raum gebracht wurde, wurde die Position des Kopfes festgestellt. (Die optischen Stellreflexe waren nicht durch Verbinden der Augen ausgeschaltet.)

Eine andere Untersuchungsmethode bestand darin, die Fähigkeit des Patienten zu registrieren, seinen Kopf aus der Rückenlage oder Bauchlage zu heben bzw. den Kopf beim Hochziehen aus Sitz mitzunehmen.

Einige der Stellreflexe können ziemlich leicht geprüft werden:

*Der Nackenstellreflex* wurde in Rückenlage so geprüft, daß der Kopf des Patienten zur Seite gedreht und seine Reaktion registriert wurde. Bei positivem Reflex folgten Schulter und Becken dem Kopf.

Die Prüfung *des Körperstellreflexes auf den Körper* geschah in der Weise, daß man den Patienten aufforderte, sich aus der Rücken- in die Bauchlage zu drehen und sich auf Hände und Knie zu erheben. Besonders aufmerksam wurde dabei verfolgt, ob der Körper als Ganzes der Rotation des Kopfes zu einer Seite folgte – gewöhnlich der Anfang des Bewegungsablaufes im Drehen – oder ob eine Rotation zwischen Schultergürtel und

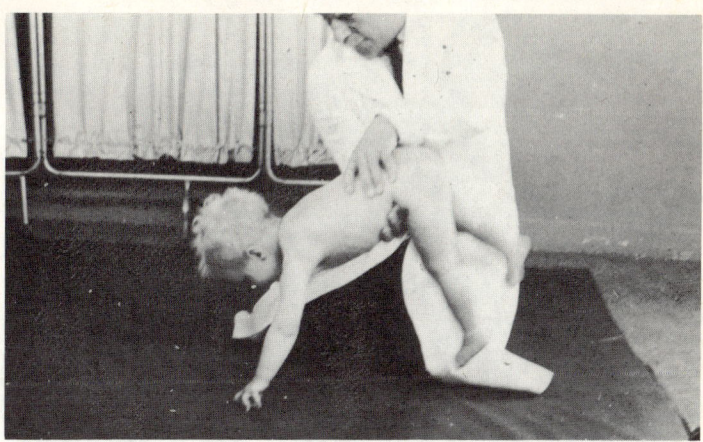

Abb. 22

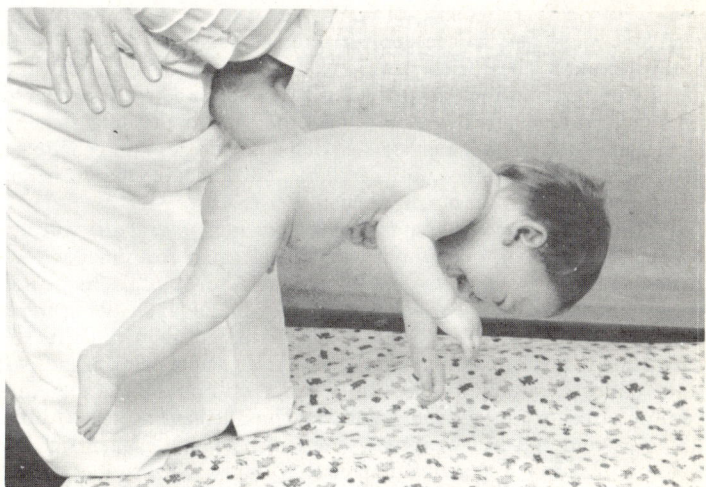

Abb. 23 Fehlende Sprungbereitschaft (schützende Streckung) der Arme

Becken stattfand, wobei diese Rotation dem Einfluß der Körperstellreaktion auf den Körper zuzuschreiben ist. Eine andere Weise, diese Reaktion zu prüfen, bestand darin, den Patienten aufzufordern, aus der Rückenlage aufzustehen. Es wurde genau darauf geachtet, wie er dieses vollführte.

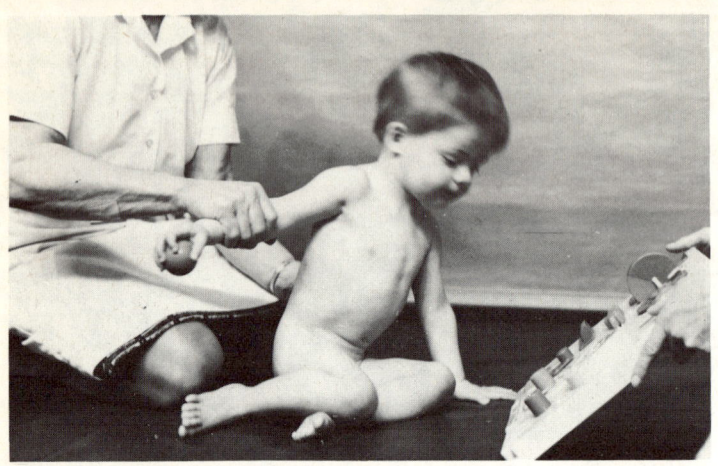

Abb. 24    Normale schützende Streckung des Armes seitwärts

*Der Landau-Reflex* wurde geprüft, indem man das Kind in der von SCHALTENBRAND beschriebenen Weise frei in der Luft hielt. Ältere Kinder, die aufgrund ihres Gewichtes nicht auf diese Art getestet werden konnten, wurden am Becken umfaßt und vom breitbeinig stehenden Untersucher zwischen seinen eigenen Beinen frei in der Luft gehalten. Bei positivem Landau-Reflex hob der Patient Kopf und Oberkörper und streckte die Beine in der beschriebenen Weise.

*Die „schützende Streckung der Arme" (Sprungbereitschaft)* wurde geprüft, indem der Kopf des Kindes aus den gleichen Positionen wie beim Landau-Reflex bodenwärts gekippt wurde (Abb. 22, 23). Bei positiver Reaktion streckte der Patient seine Arme und Hände der Unterlage entgegen. Eine andere Methode, die Reaktion zu überprüfen, bestand darin, den Patienten aus sitzender Stellung nach einer Seite zu stoßen. Es sollte dabei festgestellt werden, ob er den Arm und die Hand zu dieser Seite ausstreckte, um sich selbst vor dem Umfallen zu schützen (Abb. 24, 25). Bei Kindern, die auf ihren Fersen sitzen konnten, ließ sich diese Reaktion dadurch testen, daß man ihren Rumpf nach vornüber stieß. Bei positiver Reaktion streckte der Patient spontan seine Arme und Hände aus, um sich vor dem Fall auf das Gesicht zu bewahren.

Die Durchuntersuchung von Patienten hinsichtlich des Vorhandenseins oder Fehlens von Haltungsreflexen, sowohl statischer als statokinetischer Natur, ergibt ein ziemlich zuverlässiges Bild von der Schwere des Einzelfalles und der verbliebenen motorischen Aktivität des Patienten. Darüber hinaus wird sie zur Prüfung der Therapie benutzt und ist von großem Wert bei der Einschätzung der Fortschritte des Patienten.

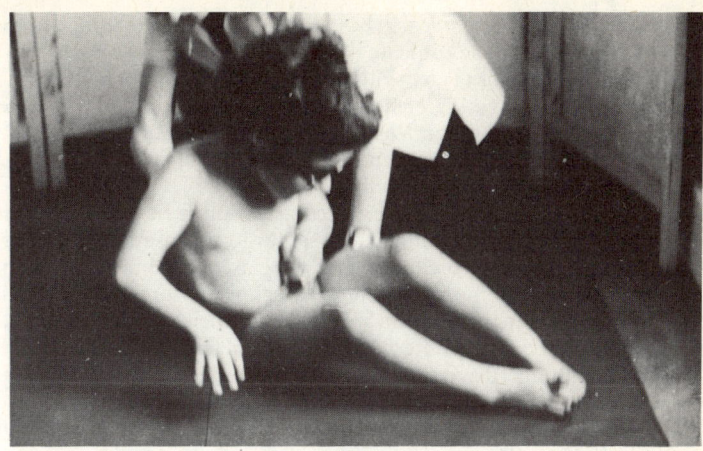

Abb. 25    Fehlende schützende Streckung des Armes seitwärts

Wie schon erwähnt, besteht eine enge Beziehung zwischen dem Muskeltonus und dem Vorhandensein von Stellreflexen. Bei den meisten Patien-
ten mit schwerer Spastizität fehlen Stell- und Gleichgewichtsreaktionen.
Bei einigen dieser Patienten stellten wir den einen oder anderen der
Stellreflexe fest, fanden aber die übrigen durch abnormal starke tonische
Reflexe unterdrückt. So konnte der Labyrinthstellreflex auf den Kopf bei
einigen Fällen mit schwerer Streckerspastizität des Rumpfes, des Nak-
kens und der Beine beobachtet werden. Bei diesen Patienten war die
Streckeraktivität sogar in Bauchlage betont, in welcher die tonischen
Labyrinthreflexe gewöhnlicherweise eine Beugerspastizität erzeugen. Es
erschien uns, als ob diese Streckeraktivität in Bauchlage dem Labyrinthstellreflex auf den Kopf den Durchbruch bahnte. Das Kind hob nicht nur
seinen Kopf spontan, wenn es in Bauchlage gebracht wurde, sondern
hielt ihn für lange Zeit, wobei die Nackenstrecker einen erheblichen
Widerstand gegen passive Beugung boten und der Kopf langsam wieder
hochkam, wenn er freigelassen wurde. Diese Patienten waren jedoch
nicht in der Lage – ausgenommen vielleicht für eine Sekunde – ihren Kopf
zu heben, wenn sie sich in Rückenlage befanden, da die Labyrinthstellreflexe auf den Kopf durch die schwere Extensorenspastizität von Nacken
und Rumpf in dieser Position gehemmt wurden (Einfluß des tonischen
Labyrinthreflexes).
Einige Kinder mit schwerer Beugerspastizität, die sogar in der Rückenlage persistierte (in welcher gewöhnlicherweise eine Extensorenspastizität
überwiegt), zeigten positive Nackenstellreflexe, während alle anderen
Stellreflexe fehlten. In diesen Fällen schien die Beugerspastizität die Nak-

kenstellreflexe zu erleichtern, z.B. die automatische Drehung des Körpers aus der Rückenlage zur Seite nach Drehung des Gesichtes.

Stellreflexe sind gewöhnlich in Fällen mit mäßiger Spastizität vorhanden, aber sie sind schwach und treten oft, wahrscheinlich infolge des hemmenden Einflusses des erhöhten Muskeltonus, verzögert auf. Solche Patienten bewegen sich sehr langsam und verbleiben häufig für lange Zeit in der unbequemen und anormalen Stellung, in die sie zu Untersuchungszwekken gebracht worden sind. Sie besitzen gewöhnlich eine gewisse Fähigkeit zu willkürlichen Bewegungen, die sie zur Kompensation der unzureichenden automatischen Stellmechanismen einsetzen können. Die Versuche, die Balance durch willkürliche Bewegungen aufrecht zu erhalten, sind jedoch unzureichend, wenn Störungen im Gleichgewicht des Patienten schnell, plötzlich und unterwartet auftreten. Diese Patienten scheinen jede Bewegung überdenken zu müssen; sie bewegen sich vorsichtig und beschränken sich auf jene wenigen Bewegungen, von denen sie wissen, daß sie für sie sicher sind. Sie haben beispielsweise Angst, im Sitzen ihre Arme und Hände frei zu gebrauchen oder im Stehen und Gehen in die Runde zu blicken.

Bei Patienten mit Spastizität und unwillkürlichen Bewegungen oder mit Spastizität und Ataxie sind Stellreaktionen gewöhnlich vorhanden. In diesen Fällen sind tonische Reflexe in bestimmten Positionen, die ihr Auftreten begünstigen, stark ausgeprägt, weniger stark in anderen Stellungen oder unter reizarmen Bedingungen. Stellreflexe können dann positiv sein, überschneiden sich aber mit tonischen Reflexen und werden durch deren plötzliche Aktion unterdrückt. Durch Stellreflexe eingeleitete Bewegungen werden plötzlich gestoppt, und der Patient wird in einem tonischen Spasmus fixiert.

Bei den Fällen reiner Athetose und Ataxie, die eine muskuläre Hypotonie aufweisen, sind Stellreaktionen aktiv und können sogar überschießend auftreten; ihr Einsetzen ist aber gewöhnlich, wahrscheinlich infolge der verminderten Ansprechbarkeit hypotoner Muskulatur, verzögert. Ihrer Ausführung fehlt die Genauigkeit in Ausschlag, Geschwindigkeit und Richtung. Aufgrund der Haltungsinstabilität, die von dem zu geringen Muskeltonus herrührt, und der unzureichenden Abstufung von Kontraktion und Entspannung der Antagonisten werden die Bewegungen ruckartig und unkontrolliert. So werden Stell- und Gleichgewichtsreaktionen die Ursache für den Verlust der Balance, anstatt ihrer Aufrechterhaltung zu dienen.

## Labyrinthstellreaktion auf den Kopf

Diese Reaktion wurde in Bauchlage geprüft und bei den meisten Patienten mit mäßig oder leicht ausgeprägter Spastizität beobachtet. Bei Athetotikern führten die Stellreflexe oft zu erheblicher Überstreckung des Nackens, die mit komplettem Zusammenbruch in Beugung wechselte.

Bei den Patienten mit Ataxie waren die Abläufe gewöhnlich nur schwach ausgebildet und unzulänglich. Die aufrechte Haltung konnte nicht bewahrt werden. In Rückenlage fehlte die Labyrinthstellreaktion auf den Kopf bei den meisten Patienten, sogar bei vielen, die eine entsprechende Reaktion in Bauchlage aufwiesen. Wir überprüften die Reaktion durch eine Senkung des Rumpfes des Patienten aus der Sitzstellung in die Rückenlage. Nur wenige Patienten – spastische, athetotische oder ataktische – hielten ihr Gesicht in vertikaler Stellung, bevor ihre Schultern die Unterlage berührten. Gewöhnlich fiel der Kopf zu irgendeinem Zeitpunkt während der Rückwärtsbewegung des Körpers nach hinten. Den Kopf normal so lange aufrecht zu halten, bis die Schultern die Unterlage berührten, gelang nur Patienten, deren obere Extremitäten wenig oder überhaupt nicht befallen waren. Ausnahmen bildeten einige wenige schwer spastische Patienten, bei denen die Spastizität der Beuger des Nackens, Rumpfes und der Arme überwog. Bei diesen Patienten bestand der exzessive Beugertonus auch noch in der Rückenlage, wenn gewöhnlicherweise ein Streckertonus überwiegt. Obgleich sie gewöhnlich keine aktiven Labyrinthstellreaktionen in der Bauchlage aufwiesen, schienen sie nicht fähig zu sein, ihren Kopf auf der Unterlage zu halten, wenn sie auf dem Rücken lagen. Der Kopf verblieb ständig angehoben, so, als ob das Kind nach irgend etwas Ausschau halte. In diesen Fällen schien ein anormal erhöhter Beugertonus die Stellbewegungen des Kopfes in Rückenlage zu bahnen.

## Nackenstellreaktion

Diese Reaktion wurde in Rückenlage geprüft und fehlte immer bei Patienten mit schwerer Extensorenspastizität von Nacken und Rumpf. Er wurde durch den kombinierten Einfluß der tonischen Nacken- und tonischen Labyrinthreflexe, die bei diesen Patienten gewöhnlich sehr aktiv waren, unterdrückt. Betonte asymmetrische tonische Nackenreflexe traten bei Drehung des Kopfes zur Seite auf, einer Bewegung, die eine Nackenstellreaktion einleiten sollte. In den meisten Fällen war der tonische Nackenreflex bei Drehung des Kopfes zu einer bestimmten Seite, gewöhnlich zur rechten, stärker ausgeprägt. Diese Patienten zeigten bei Drehung des Gesichtes nach links oft einen positiven Nackenstellreflex. Eine Drehung des Kopfes nach rechts führte jedoch zu einer Extension des gesichtsseitigen Armes mit Vorziehen dieser Schulter und Beugung des hinterkopfseitigen Armes mit Abduktion und starker Rückwärtsziehung im Schultergürtel. Das letztere hielt in Verbindung mit der Extensorenspastizität in Rückenlage (infolge des tonischen Labyrinthreflexes) die linke Schulter und die linke Rumpfseite davon ab, der Bewegung des Kopfes zu folgen (Hemmung des Nackenstellreflexes). Auf diese Weise war der Patient nicht in der Lage, von der Rückenlage aus auf die rechte Seite zu gelangen.

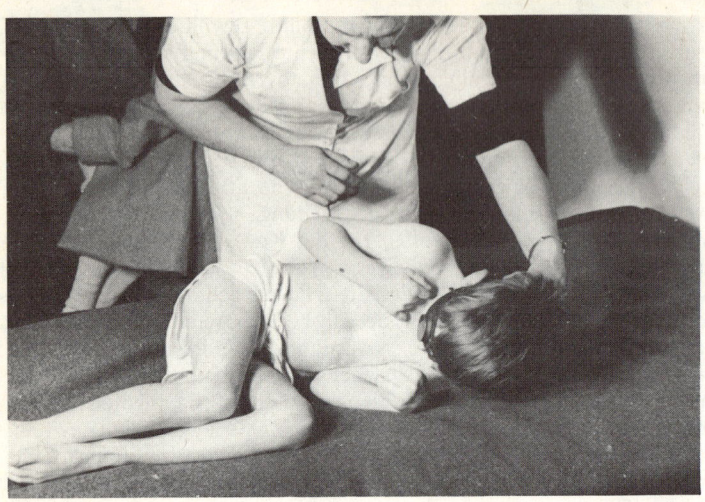

Abb. 26

Wir fanden die Nackenstellreaktionen bei einer großen Anzahl von jungen Kindern wirksam, die nur geringe Extensorenspastizität aufwiesen. Ihnen fehlten gewöhnlich die asymmetrisch-tonischen Nackenreflexe, oder sie waren vorhanden, aber flüchtig und weich. Diese Kinder schienen eher „schlaff" als spastisch, bis man ihre Reaktion auf passive Streckung untersuchte. Dann zeigten sie einen abnorm erhöhten Beugertonus (Abb. 26).

Einige Kinder, meistens vom athetotischen Typ, deren Beine weniger als ihre Arme betroffen waren, verstanden es, sich aus der Rückenlage auf die Seite zu drehen, indem sie ihre Beine beugten und das Becken zu der Seite rollten, zu der sie sich drehen wollten. Obgleich eine starre Streckung des Nackens und der Wirbelsäule mit einem auf die Arme einwirkenden tonischen Nackenreflex (wie oben beschrieben) den normalen Bewegungsablauf des Rumpfes nach Kopfdrehung verhinderte, konnte diese Bewegung ablaufen, nachdem die notwendige Beugung und Drehung durch die Bewegung der Beine erreicht war.

Es ist von Interesse, festzuhalten, daß der Nackenstellreflex bei einigen Kindern über sechs Jahren noch deutlich vorhanden war, bei denen er normalerweise verschwunden sein sollte. Sie zeigten eine leichte Spastizität, waren vom hyperkinetischen Typ und gewöhnlich geistig retardiert. Sie konnten gehen, laufen und ihre Hände gebrauchen, aber ihre Aktionen waren plump und nicht für feine Bewegungen verwendbar. Ihre motorischen Bewegungsmuster glichen denen von Kindern im Alter von drei bis vier Jahren.

## Körperstellreaktion auf den Körper

Dieser Reflex war bei allen Patienten mit mäßiger Spastizität und bei allen athetotischen und ataktischen Patienten auszulösen. Rotation zwischen Becken und Thorax ist für diese Reaktion unbedingt notwendig. Der Patient mit mäßiger Spastik kann gewöhnlich seinen Brustkorb gegen das Becken rotieren, während athetotische und ataktische Patienten das Becken gegen den Brustkorb drehen. Obgleich alle diese Patienten sich aus der Rückenlage in die Bauchlage drehen konnten, waren nur ganz wenige von ihnen in der Lage, sich auf Hände und Knie zu erheben und zu kriechen. Kinder mit schwerer Extensorenspastizität und mit aktivem Labyrinthstellreflex auf den Kopf hatten aufgrund der Hemmung des Nackenstellreflexes (infolge Streckerspastizität) große Schwierigkeiten bei der Drehung aus der Rückenlage zur Seite. Half man ihnen jedoch, sich zur Seite zu drehen, so konnten sie die Drehbewegung bis in die Bauchlage hinein vollenden, da der Labyrinthstellreflex auf den Kopf sie in die Lage versetzte, den Kopf zu heben und ein Extensorentonus in Rumpf und Hüften sogar in Bauchlage stark genug war, ihnen gestrecktes Liegen auf dem Bauch zu erlauben. Im Gegensatz dazu konnten Kinder mit einer betonten Beugerspastizität, die sogar in Rückenlage vorhanden war, auf die Seite rollen, da der Nackenstellreflex aktiv war. Die Erhöhung der Beugerspastizität in Bauchlage (Wirkung der tonischen Labyrinthreflexe) führte aber zu derartig starker Beugestellung der Arme, des Rumpfes und der Hüften, daß die weitere Wendung zur Bauchlage ganz unmöglich wurde. Sie konnten weder den Kopf in eine normale Position heben, noch die Wirbelsäule und Hüftgelenke ausreichend strecken, um flach auf der Unterlage liegen zu können.

## Landau-Reflex

Dieser Reflex wurde von uns nur bei Kindern mit kräftigen Labyrinthstellreflexen auf den Kopf beobachtet, d.h. bei jenen Kindern, die den Kopf in Bauchlage gut heben und ihn in dieser Position mit Leichtigkeit halten konnten (Abb. 27, 28). Alle diese Kinder waren in der Lage, mit aufgerichteter Wirbelsäule zu sitzen und das Körpergewicht im Stehen zu tragen. Sie waren gewöhnlich jedoch unfähig, die Balance beim Stehen oder Gehen ohne Hilfe zu halten, wobei ihre Arme weit weniger als die Beine betroffen waren. Bei den meisten war die Sitzhaltung zu steif und das Gleichgewicht im Sitzen deshalb unsicher. Der passiven Beugung des Nackens wurde oft starker Widerstand entgegengesetzt. Wurde dieser Test im Stehen ausgeführt, erfolgte eine Beugung der Beine, und die Kinder brachen zusammen.
Der Landau-Reflex fehlte bei den Kindern, die ausgeprägte tonische Reflexe aufwiesen. In diesen Fällen war in Rückenlage die Streckerspastizität betont, aber die Zunahme des Beugertonus war ebenso stark, wenn

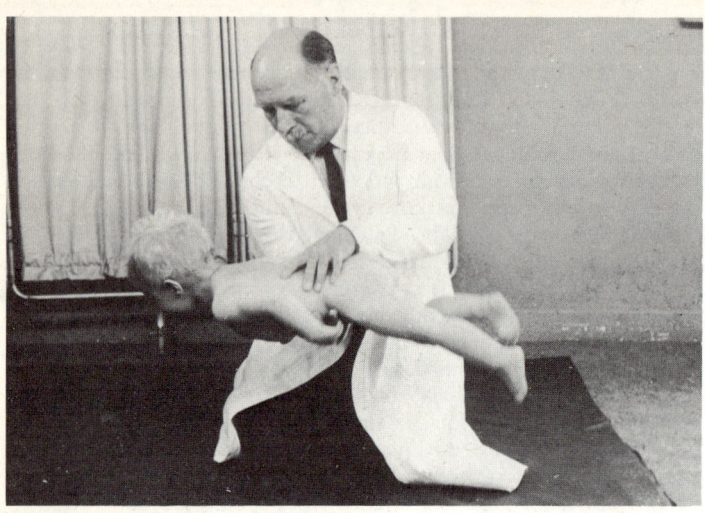

Abb. 27    Normale Landau-Reaktion

die Kinder in Bauchlage oder mit dem Gesicht nach unten frei in der Luft gehalten wurden. Sie waren unfähig, den Kopf zu heben oder konnten es nur für wenige Sekunden. Die Wirbelsäule streckte sich nicht, die Beine blieben in den Hüften gebeugt.

Der Landau-Reflex fehlte bei den Kindern, die eine betonte Beugerspastizität in allen Positionen aufwiesen. Ihnen fehlte der für diese Reaktion notwendige Streckertonus.

### „Schützende Streckung der Arme" (Sprungbereitschaft)

Diese Reaktion war bei allen Kindern mit hochgradiger Spastizität und ausgeprägten tonischen Nackenreflexen negativ. Einige dieser Patienten wiesen eine Streckung der Arme auf, wenn ihr Kopf entweder aus Bauchlage oder kniender Position gehoben wurde. Diese Streckung der Arme jedoch war nicht eine echte „schützende Streckung der Arme", sondern eine tonische Extension der Ellenbogengelenke mit Faustschluß infolge der Aktion des symmetrisch tonischen Nackenreflexes.

Die „schützende Streckung der Arme" fehlte ebenso bei allen Patienten mit betonter Beugerspastizität der oberen Extremitäten und des Rumpfes und auch am befallenen Arm des Hemiplegikers.

Die Reaktion war bei allen Kindern mit mäßiger Spastizität auszulösen, und zwar besonders bei jenen, deren obere Extremitäten wenig oder gar nicht befallen waren, sowie bei einigen athetotischen und ataktischen

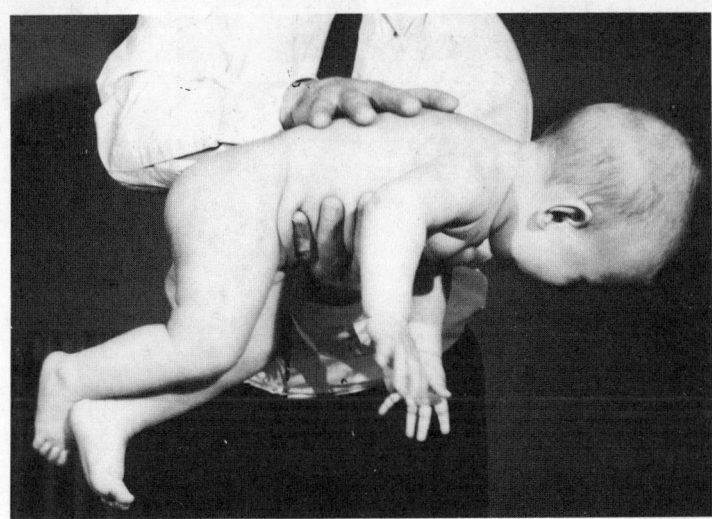

Abb. 28    Fehlende Landau-Reaktion

Patienten. Bei spastischen Kindern war die Sprungbereitschaft jedoch besser nach vorn als zu den Seiten ausgebildet, während athetotische und ataktische Kinder die besseren Reaktionen mehr zur Seite als nach vorn zeigten. Nur sehr wenige Kinder entwickelten sie nach rückwärts. Die Fähigkeit, das Körpergewicht auf die gestreckten Arme zu übernehmen, war bei allen Kindern schlecht oder nicht vorhanden, auch wenn sie die Arme zur Unterlage hin ausstrecken konnten. Bei einigen Athetotikern konnte man, wenn sie mit dem Gesicht nach unten frei in der Luft gehalten wurden, eine normale Reaktion mit Streckung der Arme und Spreizung der Finger beobachten, die jedoch mit Beugung abwechselte. Die meisten Kinder mit einer positiven „schützenden Extension der Arme" konnten krabbeln, d. h. sie konnten ihr Körpergewicht auf Armen und Händen abstützen.

## Moro-Reflex (Schreckreaktion) (Abb. 29)

Dieser Reflex wurde gewöhnlich bei spastischen und athetotischen tetraplegischen Patienten beobachtet, die ungenügende oder fehlende Kopfkontrolle zeigten. Der Kopf neigte zum Fallen nach hinten, und der Patient konnte den Kopf nicht aufrichten, wenn man ihn aus Rückenlage zum Sitzen aufzog. Der Reflex trat auch bei Patienten auf, die wohl einige Kopfkontrolle beim Aufziehen zum Sitzen zeigten, im Sitzen aber keine Balance besaßen. Sie saßen mit stärkerem Vorbeugen des Kopfes und der

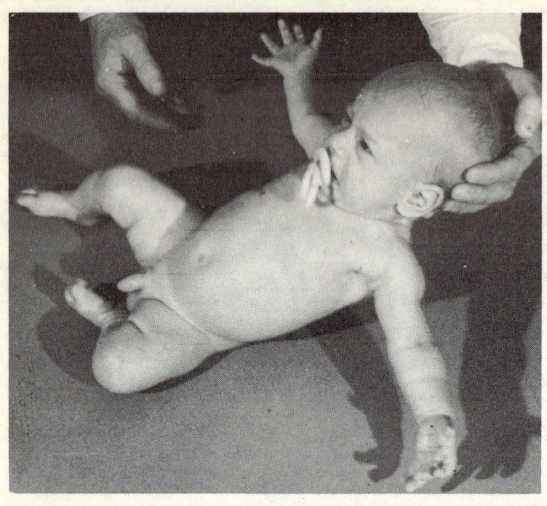

Abb. 29

Wirbelsäule, hatten aber keine schützende Streckung der Arme und Hände. Bei diesen wie auch bei älteren und schwerer geschädigten tetraplegischen Kindern, die ohne Unterstützung sitzen konnten, wurde das zweite Stadium des Moro-Reflexes ohne volle Arm- und Handstreckung beobachtet.

Der Reflex war heftig bei Kindern, die auf Lärm und Berührung überempfindlich reagierten. Sie zeigten auf plötzlichen Reiz einen betonten Streckerspasmus zusammen mit einem Moro-Reflex, dem oft eine asymmetrisch tonische Nackenreflexhaltung nachfolgte. Der Moro-Reflex war auch bei weniger stark ausgeprägten Fällen von Übererregbarkeit nachweisbar und sogar bei einigen wenigen Patienten, die ohne ausreichend entwickelte Balance stehen und mit fremder Hilfe einige Schritte gehen konnten. Sie streckten plötzlich ihre Beine starr aus, standen auf den Zehen, warfen den Kopf nach hinten, abduzierten und hoben ihre Arme. Doch wurden sie in kniender Position und beim Krabbeln und Sitzen von dieser Reaktion ziemlich sicher verschont.

## Der Rumpfseitneigereflex (Galant-Reflex)

Dieser Reflex verschwindet gewöhnlich während des zweiten Monats, aber INGRAM (1962) fand ihn auch bei drei Monate alten Säuglingen. Wir konnten ihn bei wesentlich älteren Kindern mit Zerebralparese nachweisen, sogar bei einigen Teenagern. Alle hatten Rumpfinstabilität und starke Haltungsasymmetrien. Besonders deutlich war er bei dystonischen Typen der tetraplegischen Zerebralparese.

Der Seitneigereflex hinderte die Kinder an der Einnahme einer stabilen aufrechten Haltung gegen die Schwerkraft, an Kopfkontrolle und Handgebrauch in der Mittellinie. Bei einigen zeigte sich die Inkurvation des Rumpfes auf einer Seite stärker als auf der anderen, und in ein paar Fällen war sie nur einseitig vorhanden. Bei diesen letzteren trug sie zur Entwicklung einer Skoliose bei. Gewöhnlich überlagerte sich der Galant-Reflex mit dem asymmetrischen tonischen Halsreflex.

# Zusammenspiel von tonischen Reflexen und Stellreaktionen

Die hier berichteten Beobachtungen zeigen klar, daß eine Beziehung zwischen den tonischen Reflexen und den Stellreflexen besteht, und zwar in der Weise, daß sie sich entweder gegenseitig verstärken oder hemmen. Selbst bei schweren Fällen unterdrückte die tonische Reflexaktivität nicht immer vollständig alle Stellreflexe, sondern diente vielmehr dazu, die Aktivität des einen oder anderen zu steigern. So besteht beispielsweise eine enge Beziehung zwischen dem Labyrinthstellreflex auf den Kopf und der Extensorenspastizität, sowie dem Nackenstellreflex und der Flexorenspastizität. Sie scheinen einander zu verstärken. Die persistierende, abnormal starke tonische Reflexaktivität stört jedoch die volle Entwicklung und harmonische Zusammenarbeit der Stellreflexe und hemmt die meisten, wenn nicht alle von ihnen und ebenfalls alle Gleichgewichtsreaktionen.

Ähnliche Beobachtungen sind von POLLOCK u. DAVIS (1927) bei dezerebrierten Tieren gemacht worden. Sie erzielten eine Dezerebration durch eine Technik, die zu einer physiologischen Durchtrennung der Nervenbahnen in einer höheren Ebene als in SHERRINGTONS Experimenten führte. Sie erhielten so ein dezerebriertes Tier mit Beugerigidität der Vordergliedmaßen (Känguruhhaltung) im Gegensatz zu SHERRINGTONS Tieren, die eine Streckerverkrampfung aller Gliedmaßen aufwiesen. Bei diesen Tieren beobachteten POLLOCK u. DAVIS ein Zusammenwirken von teilweise intakten Stellreflexen mit tonischen Reflexen. Sie stellten fest:

„Es ist offensichtlich, daß die Labyrinth-, Nacken- und Körperstellreflexe nicht vollständig intakt waren. Teile dieser Reflexe müssen jedoch Einfluß gehabt haben. Obgleich die Tiere in Bauchlage nicht in der Lage waren, den Kopf in der normalen Position zu halten, versuchten sie zur Bauchlage zu kommen, wenn man sie auf den Rücken legte . . . Sind bei sonst normalen Tieren tonische Reflexe zerstört, herrschen Beugemuster vor (Flexor patterns). Wenn bei einem dezerebrierten Tier die Stellreflexe nur zum Teil zerstört sind, kann durch geeignete Reize sowohl eine Flexor- als auch Extensorrigidität hervorgerufen werden. Fehlen Stellreflexe bei einem dezerebrierten Tier, so beherrschen labyrinthäre tonische Reflexe das Bild, und eine Streckverkrampfung tritt ein."

Das Studium des Krankheitsverlaufes von Kindern mit zerebraler Lähmung enthüllt die interessante Tatsache, daß sogar bei schweren Fällen einige Stellreflexe in früher Kindheit vorhanden gewesen sein und in gewissen Entwicklungsstadien des Kindes verlorengegangen sein müssen. Dies kann durch die bekannte Tatsache erklärt werden, daß die meisten Kinder mit zerebraler Lähmung während der ersten Lebensmonate keine nennenswerte Spastizität aufweisen und dadurch eine Frühdiagnose sehr erschwert ist. Sie können zuerst sogar „schlaff" erscheinen und die Spastizität nur allmählich späterhin entwickeln. Gelegentlich mag sie erst in dem Augenblick auftreten, wenn das Kind auf die Beine gestellt wird. Bis zu diesem Zeitpunkt kann es ganz normal erschienen sein. Bei einigen leichteren Fällen von zerebraler Lähmung mag die Diagnose nur nach den ersten Laufversuchen gestellt werden können. Dieser Punkt wird durch die nachfolgende Zusammenfassung einer Krankengeschichte unterstrichen:

Ein Kind mit einer spastischen Diplegie mit sehr leichter Beteiligung der Hände hatte ein normales Zwillingsgeschwister, so daß die Mutter daher das motorische Verhalten der beiden Kinder leicht vergleichen konnte. Nach Angaben der Mutter bestand bis zum Vierfüßlerstadium keine Differenz in der Entwicklung der beiden. Das spastische Kind begann sogar aus eigenem Antrieb zu laufen, jedoch mit fehlerhafter Koordination. Dann wurden die Beine steif, das Kind lief im Zehengang und konnte keine Balance halten. Zu diesem Zeitpunkt nun holte die Mutter zum ersten Mal den Rat eines Arztes ein.

Stell- und Gleichgewichtsreaktionen waren ausreichend und normal aktiv bis zum Laufalter und die tonische Reflexaktivität war unter Kontrolle. Das ZNS konnte jedoch nicht die schwierige Aufgabe des Balancierens auf den Füßen bewältigen, und in diesem Stadium wurden die tonischen Reflexe übermächtig. Die positive Stützreaktion versteifte die Beine und verhinderte den Bodenkontakt der Fersen, die Adduktorenspastik nahm zu mit Einwärtsdrehung der Beine. Dieses störte die Entwicklung normaler Gleichgewichtsreaktionen.

Die Stellreflexe müssen bei diesem Kind normal entwickelt gewesen sein, weil es sich bis zum Vierfüßlerstadium normal bewegte. Es entwickelte jedoch keine Gleichgewichtsreaktionen, die für Stehen und Laufen notwendig sind, da sie von der tonischen Reflexaktivität überlagert wurden. Stärke und Verteilung der Spastizität können sogar bei älteren Patienten wechseln. Die wiederholte Durchführung motorischer Fertigkeiten unter Benutzung abnormaler Pattern (Bewegungsmuster) wird in bestimmten Muskelgruppen den Tonus laufend erhöhen. Das gleiche kann vorkommen, wenn Patienten längere Zeit in gewissen Positionen verharren. So können Patienten, die fast nur in sitzender Haltung leben, mit der Zeit Beugekontrakturen der Knie und Hüftgelenke entwickeln.

Einige wenige typische Verlaufsfälle mögen zur Illustration dieses Punktes dienen:

1. Patientin C. T., bei der Erstuntersuchung zwei Jahre alt: Angeborene spastische Tetraplegie schweren Grades.

Unfähig, von der Rückenlage in die Seitenlage zu kommen, in Bauchlage zu rollen, ohne Unterstützung zu sitzen, zu laufen oder zu stehen. Ausgesprochene asymmetrisch tonische Nackenreflexe links, fehlend bei Drehung des Kopfes nach rechts. Konnte mit der rechten Hand nach Gegenständen greifen, mit der linken nicht.

In Rückenlage bestand eine beträchtliche Extensorenspastizität besonders der Beine, die häufig typische Scherenhaltung einnahmen. In Bauchlage und im Sitzen mit Unterstützung betonte Beugerspastizität von Nacken, Rumpf und Hüften. Konnte in Bauchlage den Kopf nicht heben. Sie haßte es, auf den Bauch gelegt zu werden und konnte den Kopf nicht für einen Moment selbst halten, wenn dieser passiv gehoben und wieder frei gelassen wurde.

Fotografien des gleichen Kindes im Alter von sechs Monaten zeigen es in Bauchlage mit gut erhobenem Kopf. Diese Fähigkeit verschwand, als das Kind zum Sitzen gebracht wurde, aufgrund der durch die Sitzhaltung hervorgerufenen allgemeinen Zunahme der Beugerspastizität.

## 2. Patient T. R., Erstuntersuchung im Alter von drei Jahren und sechs Monaten: Schwere angeborene spastische Tetraplegie.

In Rückenlage: erhebliche Extensorenspastizität von Nacken, Rumpf und Beinen, die Arme sind in den Schultern zurückgezogen, der Kopf ist nach hinten gezogen und zeigt Widerstand gegen passive Beugung. Unfähig, den Kopf zu heben oder sich aus der Rückenlage zur Seite zu drehen. Beträchtlicher asymmetrisch-tonischer Nackenreflex bei Kopfdrehung nach rechts, mehr als links.

In Bauchlage: Streckspastik, obwohl weniger, so doch ausgesprochen. Kopf wird spontan angehoben, erhoben gehalten und zeigt Widerstand gegen passive Beugung.

Unfähig, aus Rückenlage in Bauchlage zu rollen, kann aber die Bewegung vollenden, wenn in die Seitlage gebracht.

Unfähig zu knien, zu laufen oder zu stehen.

Auf die Füße gestellt, ausgesprochene Streckung der Beine mit Adduktion (Scherenhaltung).

Mit Lehne zum Sitzen gebracht, zeigte der Patient Streckung der Wirbelsäule und des Nackens. Der Nacken ist unnachgiebig gegen passive Beugung. Die Mutter gibt an, daß das Kind bis zum Alter von 18 Monaten sehr schlaff war und seinen Kopf in Rückenlage anheben konnte (keine Information hinsichtlich der Fähigkeit des Kindes, sich aus der Rückenlage auf die Seite zu drehen). Das Kind wurde allmählich starrer und steifer und verlor schließlich die Fähigkeit, den Kopf aus der Rückenlage zu heben.

## 3. Patient P. A., bei der Erstuntersuchung 11 Jahre alt: Schwere angeborene spastische Tetraplegie.

Nahezu starr aufgrund schwerer Spastizität sowohl der Beuger als auch der Strecker von Rumpf und Beinen, wobei im Rumpfbereich der Flexorentonus überwog und an den Beinen der Extensorentonus. Die Arme zeigten ausgesprochene Kontrakturen der Ellenbogen und Handgelenke, obgleich der Patient in einem gewissen Ausmaß seine Finger benutzen konnte. Er hob seinen Kopf gut aus Rückenlage, aber nicht aus Bauchlage. Zwischen dem 4. und 7. Jahr wurde eine Resektion des N. obturatorius, eine Verlängerung der Kniebeuger und der Achillessehnen an beiden Beinen durchgeführt.

Fotografien, die vor dem dritten Lebensjahr gemacht worden waren, zeigten keinen Adduktorenspasmus oder andere Fehlhaltungen der Beine. Die Mutter gibt an, daß sich bis zum Alter von drei Jahren nichts Anomales an den Armen zeigte. Der Patient krabbelte in diesem Alter gut.

Zwischen drei und vier Jahren entwickelte sich eine typische Scherenstellung der

Beine mit Adduktorenspasmus, Beugung der Kniegelenke und Plantarflexion der Füße.

Nach den Operationen lernte der Patient mit zwei Gehstöcken laufen. Die Beine wurden nun in Abduktion und im Kniegelenk starr gestreckt gehalten, links mehr als rechts. Das rechte Bein wurde beim Schreiten vorgesetzt, das linke bis in Höhe des rechten nachgezogen. Der Körper war in den Hüftgelenken bis nahezu 90 Grad gebeugt. Bei der Untersuchung im Alter von 11 Jahren war der Patient nicht in der Lage, auf dem Bauch zu liegen und seinen Kopf aus dieser Position anzuheben. Dieses war den spastischen Verspannungen der Beuger von Hals, Rumpf, Hüften und Armen zuzuschreiben. Er konnte sich zur Seite drehen. Dagegen konnte er nicht auf Hände und Knie gebracht werden, da er seine Beine nicht beugen, noch sein Gewicht auf den Händen abfangen konnte. Er konnte nicht krabbeln, die „schützende Streckung der Arme" fehlte.

Zusätzlich zur Entwicklung der Beugekontraktur der Arme hatte dieses Kind eine Anzahl von Stellreflexen verloren, die in einem früheren Alter vorhanden gewesen sein müssen, z.B. den Labyrinthstellreflex auf den Kopf, die schützende Streckung der Arme und den Körperstellreflex auf den Körper. Dies geschah in dem Alter, in dem der Patient zu stehen und zu laufen versuchte.

# Gleichgewichtsreaktionen

Die Entwicklung der aufrechten Haltung beim Menschen hat die Einrichtung eines Reflexmechanismus notwendig gemacht, der der Aufrechterhaltung und Wiedergewinnung der Balance beim Stehen und Gehen dient. Dieser Mechanismus besteht aus einer Gruppe von automatischen Reaktionen, die WEISZ (1938) „Gleichgewichtsreaktionen" nannte. Sie sind komplexerer Natur als die Stellreflexe und spezifisch für den Menschen. Ihre Integrationsebene ist nicht bekannt, aber wahrscheinlich bedürfen sie zu ihrer Funktion der Kontrolle durch den Kortex. Die Studie von WEISZ über die Gleichgewichtsreaktionen war als eine Ergänzung der Arbeiten von MAGNUS über Haltungsreflexe gedacht. Dennoch sind sie nicht so intensiv untersucht worden wie die Stellreflexe und werden immer noch unvollständig verstanden. WEISZ selbst betont, daß es bei weitem mehr Reaktionen geben könnte als jene, die er mit seiner Untersuchungsmethode beobachtet hat.

Die Gleichgewichtsreaktionen werden durch Reizung der Labyrinthe ausgelöst. Sie sind Ausgleichsbewegungen, die automatisch ablaufen und das Gleichgewicht ermöglichen. Sie tragen nach WEISZ zur Adaptation des ganzen Körpers an die Unterstützungsfläche bei. Mit anderen Worten: Sie sind Reaktionen auf Lageänderungen des Körperschwerpunktes durch Änderungen der Position der Extremitäten im Verhältnis zum Rumpf. Die Reaktionen sichern die richtige Körperstellung, wenn eine Veränderung der Unterstützungsfläche (z.B. Stoß gegen den Tisch, auf dem der Patient liegt) zur Verlagerung des Körperschwerpunktes führt. Sie gehören deshalb zu den statokinetischen Reflexen, wie sie von MAGNUS verstanden werden. Sie können nur bei normalem Haltungstonus auftreten, d.h., wenn dieser niedrig genug ist, um eine „Startbereitschaft" für Ausgleichsbewegungen zu schaffen, aber hoch genug, um einen angemessenen Stütztonus der Muskulatur zu garantieren.

WEISZ untersuchte die Gleichgewichtsreaktionen, indem er ein Kind auf den Tisch legte und ihn mit dem Kind in Bauchlage, Rückenlage, in sitzender, kniender oder stehender Position seitlich kippte.

In Rücken- und Bauchlage waren die Reaktionen auf das Kippen ähnlich. Er stellte eine Streckung der Gliedmaßen fest, d.h. ein Anwachsen des Stütztonus auf der Seite der Kipprichtung. Beim Sitzen waren die Arme gestreckt und abduziert und auf die Unterlage abgestützt. Rumpf und Kopf wurden zur höhergelegenen Seite des Tisches gedreht. Diese Bewegung wurde gleichzeitig von einer Spreizung der Beine begleitet. Beim Stehen wurde das Bein auf der höheren Tischseite in Hüft- und Kniegelenk gebeugt, das andere starr gestreckt. Kopf und Rumpf wurden zur erhöhten Tischseite gedreht. Die Reaktion im Vierfüßlerstand war ähnlich der beim Stehen: Erhöhung des Stütztonus mit Streckung und leichter Abduktion trat in den Extremitäten auf, die auf der gesenkten Tischseite lagen und eine Verminderung des Stütztonus mit einer Verlagerung des Körpergewichts zur gegenüberliegenden Seite in den Gliedmaßen auf der gehobenen Tischseite.

Als Ergänzung zur Reaktion auf das Kippen aus stehender Position beschrieb WEISZ die „Schaukelreaktion". Er prüfte sie durch passives Anheben beispielsweise des linken Beines, während er das Körpergewicht des Kindes zur linken Seite, d. h. in die Richtung auf das angehobene Bein stieß. Er stellte dann eine starke Streckung und Abduktion gerade dieses Beines fest.

WEISZ (1938) überprüfte die Gleichgewichtsreaktionen von 67 Kindern verschiedener Altersstufen. Er fand heraus, daß die Reaktionen bei der Geburt nicht vorhanden waren und nicht vor dem sechsten Lebensmonat beobachtet werden konnten. Von diesem Zeitpunkt an wurden sie zuerst in Bauchlage wirksam, später in Rückenlage und noch später beim Sitzen, Knien und Stehen. Bei fehlender Reaktion konnten die Kinder die Ausgangslage nicht halten, sondern fielen zur niedrigeren Seite des gekippten Tisches. Die Gleichgewichtsreaktionen erschienen in einer chronologischen Reihenfolge, die sich mit derjenigen der Stellreflexe überlappte. Sie spielen wahrscheinlich eine bedeutende Rolle bei der Abwandlung von Stellreflexen während der Phase, in der der Aufrichtungsvorgang aus dem Vierfüßlermodus in die symmetrische Form der Erwachsenen übergeht.

Es ist interessant, den Beobachtungen von WEISZ über die Beziehungen der Gleichgewichtsreaktionen zum Lernprozeß für Stehen, Sitzen und Laufen bei normalen Kindern zu folgen.

Die ersten positiven Antworten auf das Kippen in Rücken- und Bauchlage wurden von Kindern im Alter von etwa sechs Monaten gegeben. Keine positiven Reaktionen zeigten Säuglinge dieses Alters im Sitzen und Stehen. Kinder, die positive Reaktionen zeigten, konnten schon mit Unterstützung sitzen. Sie reagierten gewöhnlich in Bauchlage positiv, in Rückenlage aber lediglich angedeutet. Von Zwillingen im Alter von acht Monaten entwickelte das kräftigere Kind positive Reaktionen sowohl in Bauch- wie in Rückenlage, das schwächere lediglich in Bauchlage, während die Reaktionen in Rückenlage angedeutet blieben.

Bei Kindern im Alter von 12 Monaten waren im Liegen alle Reaktionen positiv. Die Kinder konnten ohne Unterstützung sitzen und die meisten von ihnen auch ohne Hilfe stehen. Kinder, die stehen konnten, reagierten beim Sitzen ebenfalls positiv, wohingegen solche, die nicht ohne Unterstützung stehen konnten, negative Reaktionen im Sitzen zeigten. Das Kippen aus der stehenden Position erbrachte lediglich bei einer Minderheit solcher Kinder, die ohne Unterstützung stehen konnten, positive

Ergebnisse. Die Schaukelreaktion war schon bei allen Kindern vorhanden.

Im Alter von 15 Monaten waren alle Reaktionen sowohl im Sitzen wie im Liegen positiv. Die Reaktion auf das Kippen im Stehen, obgleich bei allen Kindern positiv, war unbeständig und undeutlich. Alle Kinder konnten stehen und einige mit Unterstützung Schritte machen.

Vom 18. Monat bis zum zweiten Lebensjahr waren alle Reaktionen positiv, wechselten jedoch in der Beständigkeit. Alle Kinder konnten laufen. Von diesem Zeitpunkt an wurden die Reaktionen sicherer und von älteren Kindern mit offensichtlicher Leichtigkeit ausgeführt.

So kann eine interessante Beziehung zwischen den Gleichgewichtsreaktionen und der Entwicklung der kindlichen Fähigkeiten zum Sitzen, Stehen und Laufen festgestellt werden. Die Gleichgewichtsreaktionen in Rücken- und Bauchlage werden erst positiv, wenn das Kind gelernt hat, ohne Unterstützung zu sitzen. Sie erscheinen beim Sitzen, wenn das Kind schon stehen kann, und im Stehen, wenn es laufen kann. Daraus wäre abzuleiten, daß die Vervollkommnung einer Gleichgewichtsreaktion nicht einsetzt, bevor das Kind nicht ein weiteres Stadium der statischen Entwicklung erreicht hat. Aus der Sicht der Therapie bedeutet dies, daß man nicht darauf bestehen sollte, eine Aktivitätsform zu vervollkommnen, ehe man zur nächsten übergeht.

Es ist zuvor erwähnt worden, daß sich die Entwicklung der Gleichgewichtsreaktionen mit derjenigen der Stellreflexe überlagert. Die ersteren sind u. a. für die Modifikation und Transformation der letzteren verantwortlich. Vom klinischen Standpunkt ist ihre Bedeutung für das Erlernen des Sitzens, Stehens und Laufens erwähnenswert. Es ist höchst wahrscheinlich, daß die Stellreflexe in ihrer einfachen Form einen Patienten nicht in die Lage versetzen, über das Vierfüßlerstadium motorischer Aktivität hinaus zu gelangen und daß die Gleichgewichtsreaktionen wesentlich für jegliche Aktivität über dieses Stadium hinaus sind. WEISZ (1938) sagt:

„Es besteht kein Zweifel darüber, daß die Körperstellreflexe im Laufe der kindlichen Entwicklung allmählich verschwinden. Ob sie im eigentlichen Sinne verschwinden oder lediglich unterdrückt werden, ist schwer zu entscheiden. Es ist jedoch eine Tatsache, daß parallel zu diesem Prozeß die Gleichgewichtsreaktionen, die bei der Geburt fehlen, an Stärke und Bedeutung zunehmen. Es scheint so, daß wir es hier mit zwei synergischen Phänomenen zu tun haben, die sich in ihrer Manifestation abwechseln."

Tab. 1 zeigt die Hemmung primärer Reaktionen durch die Stellreaktionen. Vom 6. Lebensmonat an werden sie allmählich modifiziert und die Sprungbereitschaft und Gleichgewichtsreaktionen einbezogen und bleiben während des ganzen Lebens bestehen.

Tabelle 1   Normale Entwicklung der Haltungsreaktionen

| Monate | 1 | 2 | 3 | 4 | 5 | 6 | 7 | 8 | 9 | 10 | 11 | 1 | 2 |
|---|---|---|---|---|---|---|---|---|---|---|---|---|---|
| Moro | + | + | + | ± | sehr schwach | | | | | | | | |
| Plazierungsreaktion untere Extremität | | | + | + | + | + | | | | | | | |
| A.T.N.R. Einfluß | ± | + | + | ± | | | | | | | | | |
| Primäres Stehen | + | + | | | | | | | | | | | |
| Automatisches Gehen | + | + | | | | | | | | | | | |
| Greifreflex (Hand) | + | + | + | ± | | | | | | | | | |
| Greifreflex (Fuß) | + | + | + | + | + | + | + | + | | | | | |
| Saugreflex | + | + | + | + | ⊥ | | | | | | | | |
| Nackenstellreflex | + | + | + | + | ± | ± | ± | ± | ± | ± | ± | | |
| Körperstellreflex auf den Körper | | | | | | + | + | + | + | + | + | + | + |
| Labyrinth-Stellreflex (plus optische Stellreflexe) | ± | + | + | + | + | + | + | + | + | + | + | + | + |
| Landau | | | ± | ± | + | + | + | + | + | + | + | ± | |
| Lift-Reaktion | | | | | | + | + | + | + | + | + | + | + |
| Sprungbereitschaft a) vorwärts | | | | | | + | + | + | + | + | + | + | + |
| b) seitwärts | | | | | | | + | + | + | + | + | + | + |
| c) rückwärts | | | | | | | | | | + | + | + | + |
| Gleichgewichtsreaktionen Rückenlage | | | | | | + | + | + | + | + | + | + | + |
| Bauchlage | | | | | + | + | + | + | + | + | + | + | + |
| Sitzen | | | | | | | | + | + | + | + | + | + |
| Vierfüßlerstand | | | | | | | | | + | + | + | + | + |
| Schunkelreaktion | | | | | | | | | | | | ± | + |
| Stehen | | | | | | | | | | | | ± | + |

+ = regelmäßig nachweisbar
± = schwach oder gelegentlich nachweisbar

# Gleichgewichtsreaktionen, am Patienten beobachtet

WEISZ (1938) fand bei Fällen von Kleinhirnataxie Gleichgewichtsreaktionen. Er stellte fest, daß diese Patienten grundsätzlich dieselbe Art von Ausgleichsreaktionen aufwiesen wie gesunde Erwachsene. Die Bewegungen erfolgten jedoch brüsk und übertrieben schnell, waren unvollkommen gehemmt und traten manchmal verzögert auf. Obzwar primär vorhanden, wurden die Reaktionen sekundär während des Ablaufes modifiziert. Er sah in der Störung nicht die Unfähigkeit, das Gleichgewicht aufrecht zu erhalten, sondern die unzulängliche Bewegung.

Wir haben ähnliche Beobachtungen bei Patienten mit Ataxie und Athetose gemacht. In beiden Gruppen sind Stell- und Gleichgewichtsreaktionen vorhanden, aber ihr Ablauf ist gestört und die Bewegungen sind unkoordiniert und fehlgeleitet. Uns scheint, daß dies weitgehend der Instabilität des Muskeltonus bei Ataktikern und Athetotikern zuzuschreiben ist. Der Muskeltonus schwankt plötzlich zwischen hypo- und hyperton, die Kontraktion der Muskeln und die Erschlaffung ihrer Antagonisten geschieht abrupt und läßt eine graduierte Abstufung vermissen. Die Behandlung mit Stabilisierung und Normalisierung des Muskeltonus führt zum Verschwinden der unwillkürlichen Bewegungen und der Ataxie. Stell- und Gleichgewichtsreaktionen können nun normal arbeiten.

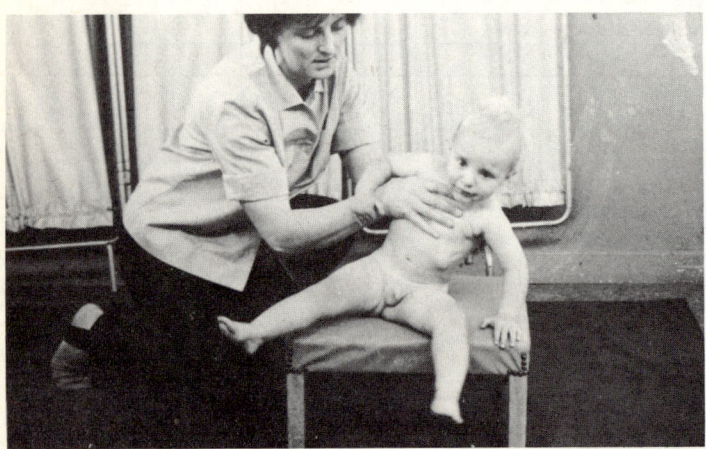

Abb. 30    Normale Gleichgewichtsreaktion beim Sitzen

Wir untersuchten die Gleichgewichtsreaktionen, indem wir die Reaktionen der Patienten beobachteten, die infolge der Störung ihrer Balance durch die Verlagerung des Gravitationszentrums im Sitzen (Abb. 30), Knien und Stehen (Abb. 31, 32) auftraten. Wir prüften sie nicht in Rücken- oder Bauchlage. Die Gleichgewichtsreaktionen fehlten bei allen Fällen mit schweren Graden von Spastizität. Im Sitzen und Knien waren

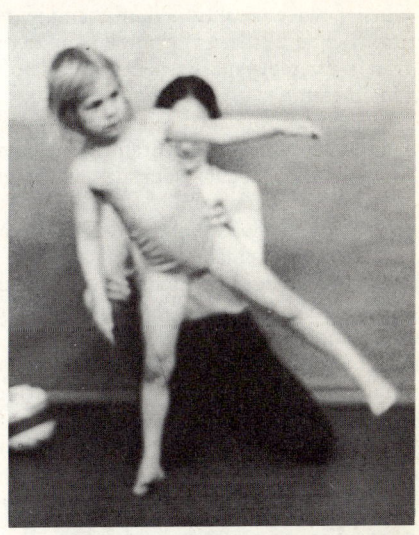

Abb. 31    Normale Gleichgewichtsreaktion beim Stehen

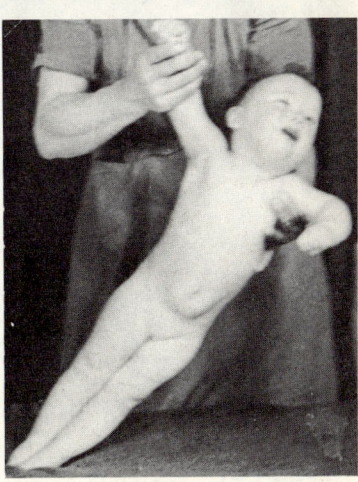

Abb. 32    Fehlende Gleichgewichtsreaktion beim Stehen

sie bei Patienten mit leichter Spastizität, bei Ataktikern und Atheotikern vorhanden. Sie wurden nur bei Kindern beobachtet, die in einer ziemlich normalen Art kriechen, sitzen und ihre Hände gebrauchen konnten. Sie waren inkonstant und wurden häufig von tonischen Spasmen oder unwillkürlichen Bewegungen überlagert. Dies trat besonders ein, wenn der Körperschwerpunkt zu plötzlich oder zu weit in eine Richtung verlagert wurde.

Gleichgewichtsreaktionen im Stand waren bei einigen Athetotikern und ataktischen Kindern vorhanden, die ziemlich normal laufen konnten. Sie traten selten bei spastischen Kindern auf, selbst wenn diese gehen konnten; dies taten sie mit abnormer Koordination. Die Schaukelreaktion fehlte bei den meisten Kindern. Einige Kinder streckten das erhobene Bein, fielen aber auf dem Standbein zusammen. Die meisten streckten das erhobene Bein nicht, wenn das Körpergewicht zu dieser Seite verlagert wurde; sie beugten beide Beine und setzten sich hin.

Es besteht kein Zweifel, daß es viel mehr Reaktionen gibt, die, ähnlich den Gleichgewichtsreaktionen nach WEISZ, der Verlagerung des Schwerpunktes entgegenarbeiten. Wir beobachteten mit Regelmäßigkeit die folgende Reaktion auf die Rückwärtsverlagerung des Gleichgewichtszentrums im Stehen:

Stößt man eine aufrecht stehende Person unerwartet nach rückwärts an (man steht hinter ihr und hält die Arme unterhalb der Achsel um den Rumpf gelegt), so kann man spontane Dorsalflexion der Füße im Sprunggelenk beobachten mit Abhebung der Fußspitzen vom Boden (Abb. 33).

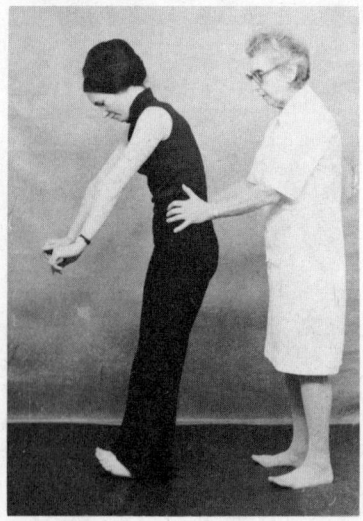

Abb. 33

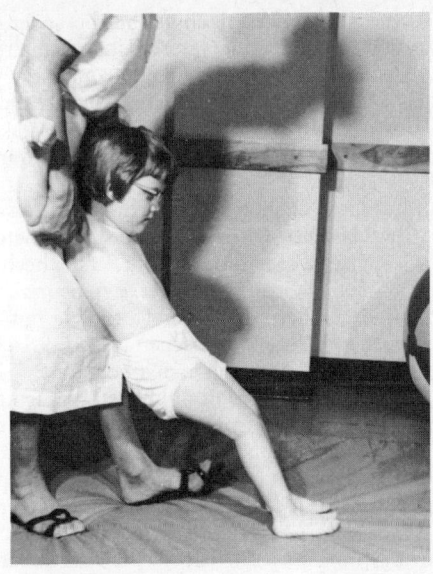

Abb. 34

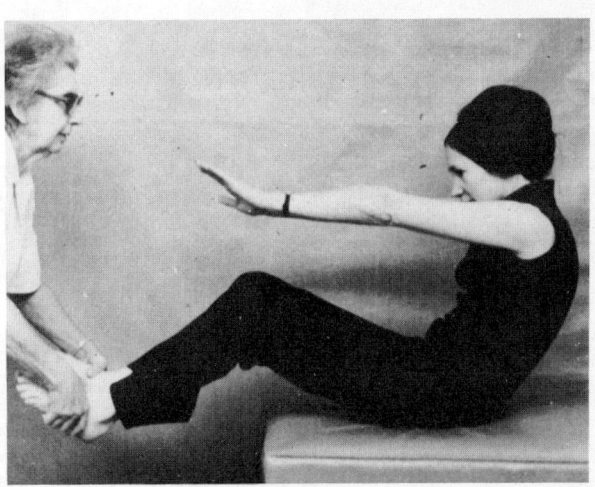

Abb. 35

Diese Reaktion ist nachweisbar bei jeder Normalperson, wenn sie sorg-
fältig daran gehindert wird, einen Schritt nach rückwärts zu treten, um
das Gleichgewicht wiederzugewinnen. Wir fanden, daß diese Reaktion
bei allen Spastikern mit einem beträchtlichen Grad an Extensorenspasmus der Beine fehlt. Ist der Extensorspasmus mäßig, heben sie nur die
Zehen vom Boden ab. Es erfolgt aber keine Dorsalflexion im Sprunggelenk (Abb. 34).

Alle diese Patienten konnten beim Laufen die Ferse nicht zuerst aufsetzen
(Fersen-Zehen-Gang). Die meisten Patienten mit schwerer Extensorenspastizität waren unfähig, die Ferse überhaupt herunterzubringen, während in Fällen mit mäßiger Extensorenspastizität oft die Fersen nach
vorheriger Berührung der Unterlage mit den Zehen aufgesetzt werden
konnten. Beim athetotischen und ataktischen Patienten war diese Reaktion oft vorhanden, jedoch inkonstant.

Eine andere Reaktion ähnlicher Natur konnte in der Vorwärtshebung
der gestreckten Arme im Schultergelenk gesehen werden, die im Sitzen
und Stehen (Abb. 35) der Rückwärtsverlagerung des Rumpfes folgte.
Diese Reaktion fehlt immer bei Patienten mit ausgesprochener Extensorenspastizität des Rumpfes und Retraktion der Arme im Schultergelenk.

Unter dem Gesichtspunkt der Behandlung ist die Bahnung (Erleichte-
rung) normaler Gleichgewichtsreaktionen in allen Positionen eine wesentliche Vorbereitung für das Stehen und Laufen.

# Zusammenfassung und Schlußfolgerungen

Die Haltungsreflexe wie auch die normalen Haltungsreaktionen wurden einzeln dargestellt und der Einfluß ihres Zusammenwirkens auf das motorische Verhalten von Patienten analysiert. Wir gingen ihrer Erscheinungsfolge und Umwandlung während der Entwicklung des Säuglings und Kindes nach. Unterstrichen wurde, daß diese Haltungsreflexe und ihr harmonisches Zusammenspiel die Grundlage für normale willkürliche Bewegungen und Tätigkeiten sind, und daß ohne ihre volle Entwicklung und Integration eine normale motorische Aktivität nicht erwartet werden kann.

Die Störungen in Haltung und Bewegung von Patienten mit Schäden des Zentralnervensystems wurden weitgehend als Folge der Desorganisation oder des Entwicklungsstillstandes der Haltungsreflexmechanismen angesehen. Das Ausmaß der Enthemmung von tonischen Reflexen, die zu einer Unterdrückung höher entwickelter Haltungsreflexe führt, schien dabei in direktem Verhältnis zur Schwere des Einzelfalles zu stehen. Obgleich die abnormalen Bewegungsmuster der enthemmten tonischen Reflexe nur bei schwer spastischen Patienten klar zur Beobachtung kommen konnten, wurden ähnliche abnormale Reaktionen bei Fällen mit mäßiger oder leichter Spastizität und bei Patienten mit Ataxie und Athetose gesehen. Bei letzteren verdeckten unwillkürliche Bewegungen die typischen Muster. Trotzdem war die zugrundeliegende Einheitlichkeit der Haltungsmuster augenfällig.

Die Untersuchung von Patienten auf Vorhandensein oder Fehlen von Haltungsreflexen erwies sich als nützlich zur Feststellung der Schwere des Einzelfalles und der verbliebenen motorischen Fähigkeiten. Gleichzeitig war sie für die Aufstellung des Behandlungsplanes und die Einschätzung der Besserungsmöglichkeiten nutzbringend (K. BOBATH 1980).

Eine Beschreibung der Behandlung auf dieser Basis findet sich andernorts (B. Bobath 1967, K. BOBATH 1959a, 1960, 1969, BOBATH u. BOBATH 1957, 1962, 1964, 1978). Sie besteht in der Hemmung von pathologischen Haltungsreflexen, die von der Bahnung der Stellreflexe und Gleichgewichtsreaktionen begleitet ist.

Diese Abhandlung wurde in der Hoffnung geschrieben, daß eine Analyse der abnormen motorischen Verhaltensweisen des Patienten die Ursache für seine mannigfaltigen motorischen Behinderungen aufzeigen und so der Behandlungsplanung dienlich sein kann.

# Literatur

André-Thomas: Equilibré et Equilibration. Masson, Paris 1940

André-Thomas, Saint-Anne Dargassies, Y. Cheni: Etu des Neurologiques sur le Nouveau-Né et le Jeune Nourisson. Masson, Paris 1952

André-Thomas, Saint-Anne Dargassies, Y. Cheni: The Neurological Examination of the Infant. Medical Advisory Council of The Spastics Society, London 1960 (pp. 29, 41)

Bernstein, N.: The Co-ordination and Regulation of Movements. Pergamon Press, Oxford 1967 (p. 111)

Bobath, B.: The very early treatment of cerebral palsy. Develop. Med. Child Neurol. 9 (1967) 373–390

Bobath, B.: The very early treatment of cerebral palsy. Develop. Med. Child Neurol. 9 (1969a) 373–390

Bobath, B.: The treatment of neuromuscular disorders by improving patterns of co-ordination. Physiotherapy (1969b)

Bobath, B., K. Bobath: Control of motor function in the treatment of cerebral palsy. Physiotherapy 41 (1957)

Bobath, B., K. Bobath: An analysis of the development of standing and walking patterns in patients with cerebral palsy. Physiotherapy 48 (1962)

Bobath, B., K. Bobath: The facilitation of normal postural reactions and movements in the treatment of cerebral palsy. Physiotherapy 50 (1964)

Bobath, B., K. Bobath: Motor Development in the Different Types of Cerebral Palsy. Heinemann, London 1978

Bobath, B., E. Cotton: A patient with residual hemiplegia and his response to treatment. J. Amer. phys. Ther. Ass. 45 (1965)

Bobath, K.: The neuropathology of cerebral palsy and its importance in treatment and diagnosis. Cerebr. Palsy Bull. 1 (1959a) 13–33

Bobath, K.: The effect of treatment by reflex-inhibition and facilitation of movement in cerebral palsy. Folia psychiat. neerl. 62 (1959b)

Bobath, K.: The nature of the paresis in cerebral palsy. In: Child Neurology and Cerebral Palsy. Spastic Society Study Group, Oxford 1960

Bobath, K.: The motor deficit in patients with cerebral palsy. In: Clinics in Developmental Medicine, No. 23. Heinemann, London 1969

Bobath, K.: A neurophysiological basis for the treatment of cerebral palsy. In: Clinics in Developmental Medicine, No. 75. The Spastics Society and Heinemann, London 1980

Brazelton, T. B.: Neonatal behavioural assessment scale. In: Clinics in Developmental Medicine, No. 50. The Spastics Society and Heinemann, London 1974

Brock, S., J. S. Wechsler: Loss of righting reflexes in man. Arch. Neurol. Psychiat. (Chic.) 77 (1927) 14–15

Burns, Y. R., M. I. Bullock: Sensory and motor development of preterm babies. Aust. J. Physiother. 26 (1980) 229–242

Byers, R. K.: Tonic neck reflexes in children. Amer. J. Dis. Child. 55 (1938) 703

Caesar, P.: Postural Behaviour in Newborn Infants. Lippincott, Philadelphia 1979

Capute, A. J.: Identifying cerebral palsy in infancy through study of primitive-reflex profiles. Pediat. Ann. 8 (1979) 10

Capute, A. J., P. Accardo, E. Vining, J. Rubinstein, S. Harryman: Primitive reflex profile. Monograph in Developmental Paediatrics, Vol. I. University Park Press, Baltimore 1978

Critchley, M.: Discussion on volitional movement. Proc. roy. Soc. Med. 47 (1954) 593

Dargassies Saint-Anne, S.: Neurodevelopmental symptoms during the first year of life. Develop. Med. Child Neurol. 14 (1972) 235–246

Dargassies Saint-Anne, S.: Neurological Development in the Full-Term and Premature Neonate. Elsevier, Amsterdam 1977

Egan, D. F., R. S. Illingworth, R. C. Mak-Keith: Developmental Screening 0 to 5 years. In: Clinics in Developmental Medicine, No. 30. The Spastics Society and Heinemann, London 1969 (pp. 9–16)

Fiorentiono, Mary R.: Reflex Testing Methods for Evaluating CNS Development, 2nd Ed. Thomas, London 1973 (pp. 9–33)

Flehmig, I.: Neurologische Untersuchungen zur Früherkennung zerebraler Bewegungsstörungen bei sogenannten Risikokindern. Materia Medica Nordmark 22 (1970) 340–354

Fog, E., M. Fog: Cerebral inhibition examined by associated movements. In: Minimal Cerebral Dysfunction. Clinics in Developmental Medicine, No. 10. The Spastics Society and Heinemann, London 1963 (p. 52)

Foley, J., M. Cookson, M. Zappella: The placing and supporting reactions in cerebral palsy. J. Ment. Defic. 8/1 (1964)

Fulton, J. K.: Physiology of the Nervous System. Oxford University Press, London 1951 (pp. 115–132, 162–193)

Galant, S.: Der Rückgratreflex. Diss., Basel 1917

Gesell, A.: The First Five Years. Methuen, London 1941

Gesell, A., C. S. Amatruda: Developmental Diagnosis. Hoeber, London 1949 (p. 33)

Hirt, S. H.: The tonic neck reflex mechanism in the normal human adult. Amer. J. phys. Med. 46 (1967) 362–369

Illingworth, R. S.: The Development of the Infant and Young Child. Livingstone, Edinburgh 1960

Kinnier Wilson, S.-A.: The Croonian lectures on some disorders of motility and muscle tone. Lancet 1925/I,2

Knupfer, H., F. W. Rathke: Diagnostische und therapeutische Praxis bei spastischen Lähmungen. Thieme, Stuttgart 1982 (S. 3–78)

Koeng, E.: Frühdiagnose cerebraler Lähmungen. In: Diagnose und Therapie cerebraler Lähmungen im Kindesalter, Teil 1. Karger, Basel 1962 (S. 37–44)

McGraw, M. B.: The Neuromuscular Maturation of the Human Infant. Hafner, New York 1963

MacKeith, R. C.: The primary walking response and its facilitation by passive extension of the head. Acta paediat. 17, Suppl. 6 (1964)

Magnus, R.: Körperstellung. Springer, Berlin 1924

Magnus, R.: Some results of studies in the physiology of posture. Lancet 1926/I, 531–535, 585

Matthiaß, H.-H.: Untersuchungstechnik und Diagnose der Infantilen Zerebralparese im Säuglings- und Kindesalter. Thieme, Stuttgart 1966 (S. 18–45)

Milani-Comparetti, A., E. A. Gidoni: Pattern analysis of motor development and its disorders. Develop. Med. Child Neurol. 9 (1967a) 625–630

Milani-Comparetti, A., E. A. Gidoni: Routine development examination in normal and retarded children. Develop. Med. Child Neurol. 9 (1967b) 631–638

Paine, R. S., E. T. Oppé: Neurological examination of children. In: Clinics in Developmental Medicine, Vol. 20/21. The Spastics Society and Heinemann, London 1966 (p. 192)

Peiper, A.: Die Eigenart der kindlichen Hirntätigkeit. VEB Thieme, Leipzig 1961 (S. 155–294)

Peiper, A.: Cerebral Function in Infancy and Childhood. Consultants Bureau Enterprises, New York and Pitman, London 1963

Pollock, L. J., L. Davis: Studies in decerebration. Arch. Neurol. Psychiat. (Chic.) 17 (1927) 20–22

Rademaker, G. G. J.: Reactions Labyrinthiques et Equilibre. Masson, Paris 1935

Riddoch, G., E. Buzzard: Reflex movements and postural reactions in quadriplegia and hemiplegia. Brain 44 (1921) 452–453

Schaltenbrand, G.: Normale Bewegungs- und Lagereaktionen bei Kindern. Dtsch. Z. Nervenheilk. 87 (1925) 23

Schaltenbrand, G.: Über die Entwicklung des menschlichen Aufstehens und dessen Störungen bei Nervenkrankheiten. Dtsch. Z. Nervenheilk. 89 (1926) 82

Schaltenbrand G.: The development of human motility and motor disturbances Arch. Neurol. Psychiat. (Chic.) 17 (1927) 720–728

Scherzer, A. L., I. Tscharnuter: Early Diagnosis and Therapy in Cerebral Palsy. Dekker, New York 1982 (pp. 33–42)

Sherrington, Ch. S.: Selected Writings, ed by D. Brown. Hamilton, London 1939 (pp. 175–176)

Sherrington, Ch. S.: The Integrative Action of the Nervous System. Cambridge University Press, London 1947 (pp. 67–69)

Smith, S. L., M. R. Gossman, B. C. Canan: Selected primitive reflexes in children with cerebral palsy. Phys. Ther. 62 (1982) 1115–1120

Vlach, V., H. Prechtl, H. von Bermuth: State dependency of exteroceptive skin reflexes in newborn infants. Develop. Med. Child Neurol. 11 (1969) 353

Vojta, V.: Die zerebralen Bewegungsstörungen im Säuglingsalter. Frühdiagnose und Frühtherapie. Enke, Stuttgart 1981 (S. 21–51)

Walshe, F. M. R.: On certain tonic or postural reflexes in hemiplegia with special reference to the so-called associated movements. Brain 46 (1923) 2, 14–23

Walshe, F. M. R.: On the Contribution of Clinical Study to the Physiology of the Cortex. Livingstone, Edinburgh 1946

Weisz, St.: Studies in equilibrium reaction. J. nerv. ment. Dis. 88 (1938) 160–162

Zador, J.: Les Reactions d'Equilibre chez l'Homme. Masson, Paris 1938

# Sachverzeichnis